Schlank durch Hormonbalance

Bildnachweis:

Peter Barci (S. 80 – 129, 133, Umschlag hinten)

iStockphoto.com (S. 19, 26, 33, 45, 57, 58, 67, 131)

stockbyte (S. 10, 23, 41, 47, 62)

imagesource (S. 50, 53, 61, 77, 78)

pixland (S. 35, 75)

Irene Schaur (Autorenfoto Umschlag)

Lisa Matthai (S. 142, 143)

ISBN 978-3-7088-0552-8 Kneipp-Verlag-Taschenbuch

A-1010 Wien, Lobkowitzplatz 1

www.kneippverlag.com

Autor: Dr. Christian Matthai

Lektorat: Mag. Eva Manhardt

Cover: Oskar Kubinecz

Grafik: Linea.art, Wien

Coverfoto: iStockphoto.com

Druck: Theiss GmbH, A-9431 St. Stefan

Printed in Austria

1. Auflage, Januar 2012

Dr. med. Christian Matthai

Schlank durch Hormonbalance

Mit körpereigenen Hormonen spielerisch abnehmen

kneipp verlag
WIEN

Danksagung

Wenn man seinen Beruf mit so viel Leidenschaft und Überzeugung ausübt, dass aus dem Beruf eine Berufung und aus der Überzeugung eine Lebensphilosophie wird, dann ist es wichtig und sehr hilfreich, Menschen um sich zu haben, die die Thematik aus einem anderen Blickwinkel betrachten und einem andere Sichtweisen darlegen.

Aus diesem Grund möchte ich mich bei einigen Menschen besonders bedanken.

Ich bedanke mich ...

... bei meiner gesamten Familie, die mich während dieses Buchprojektes sowohl emotional als auch intellektuell unterstützt und beraten hat.

... ganz speziell bei Frau Dr. Nina Grossmann, einem ganz besonderen Menschen, einer lieben Freundin und talentierten Hobbyköchin (siehe Ninas No Carb Sushi), die sich nicht nur für die Sportfotos zur Verfügung gestellt hat, sondern mir oft kritisch, aber stets fachkundig zur Seite stand. Dafür bedanke ich mich von ganzem Herzen.

... bei meiner Lektorin Frau Mag. Eva Manhardt, die von Anfang an an dieses Buch geglaubt hat, was zum einen oder anderen konstruktiven „Schlagabtausch" während der Entstehung des Buches führte.

... bei all meinen Patienten, die mir ihr Vertrauen geschenkt haben und sich an mich gewandt haben, um mit ihnen gemeinsam den Weg in ein neues, gesünderes und erfolgreicheres Leben zu gehen. Ich danke euch und bin stolz auf euch!

... last but not least bei meiner Ehefrau Lisa, die mich in einer unnachahmlichen Art und Weise bei diesem Buchprojekt unterstützt hat. Neben ihren vielen graphischen Inputs und der Umsetzung vieler Details, die für die Entstehung des Buches notwendig waren, ist sie mir auch sonst während dieser arbeitsintensiven Zeit immer hilfreich und liebevoll zur Seite gestanden. Ich danke dir, Lisa, besonders.

Ich bin einer von Euch – das Vorwort

Zu Beginn meiner Studienzeit spielte die Ernährung für mich eine eher untergeordnete Rolle. Nicht, dass ich nicht gerne gegessen hätte, ganz im Gegenteil. Ich machte mir damals weder über die Folgen und den Sinn von Ernährung noch über die Kalorienmengen, die ich täglich zu mir nahm, Gedanken. Sportlich war ich immer. Doch irgendwann reichte eben der Sport nicht mehr aus, um meine Figur zu halten, und ich wog satte 90 kg bei 1,81 m. So, jetzt ist es raus. Ich bin einer von Euch.

Nach einiger Zeit störte mich meine Figur. Ich begann, mich unwohl zu fühlen, und so beschloss ich abzunehmen. Dies gelang mir mit viel Schweiß, Disziplin und Konsequenz schließlich auch ganz gut und ich verlor etwa 10 kg. Als ich bemerkte, wie viel wohler ich mich fühlte, begann ich, Gerichte wie „Spaghetti carbonara" oder Leberwurstbrote nicht mehr in meinen täglichen Menüplan aufzunehmen. So gelang es mir, mein Gewicht über die Jahre zu halten.

Da der „Hunger" nach körperlicher Fitness und dem Wissen über die „Macht der Ernährung" immer größer wurde, begann ich, mich auch beruflich mit diesem Thema auseinanderzusetzen. Aus Interesse wurde über die Jahre Leidenschaft und aus der Leidenschaft schließlich eine Lebenseinstellung. Eine persönliche Philosophie, die mich gesünder, glücklicher und fitter sein lässt als je zuvor. Während ich dieses Buch schrieb, hatte ich so viel Freude an der Arbeit und an der Erkenntnis, dass das der einzig richtige und erfolgreiche Weg für ein gesundes, vitales Leben ist, dass ich selber noch einmal 6 kg abgenommen habe. Heute kann ich mit Stolz behaupten, dass ich in der Form meines Lebens bin. Ich fühle mich besser, stärker und energiereicher denn je. Lassen Sie sich von mir motivieren. Lassen Sie uns gemeinsam etwas verändern. Ich helfe Ihnen dabei, Berge zu versetzen. Es ist niemals zu spät und jeder kann es schaffen, seine persönliche Traumfigur zu erreichen.

Christian Matthai, Wien 2012

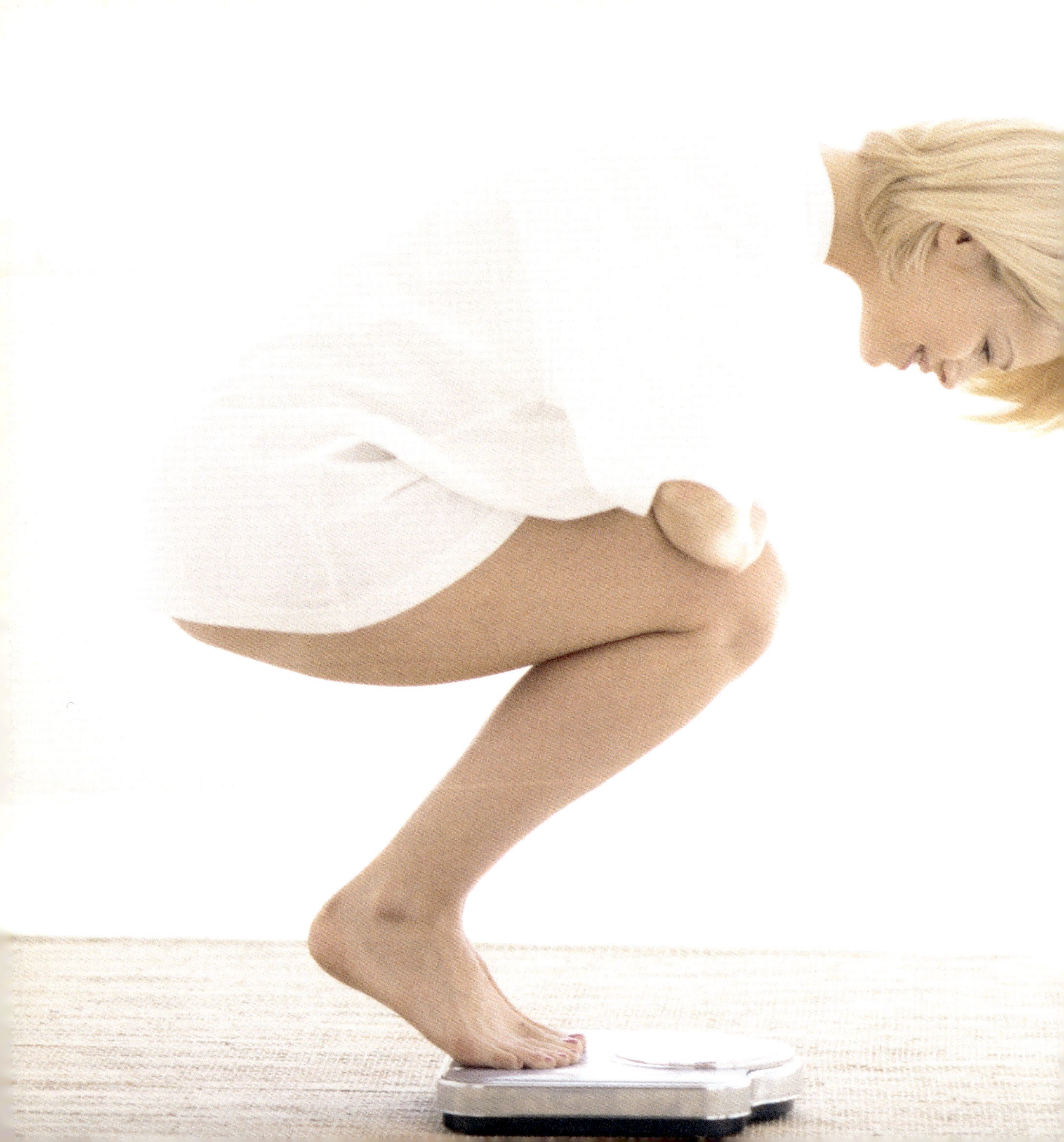

„Krankheiten
befallen uns nicht
aus heiterem
Himmel, sondern
entwickeln sich aus
täglichen Sünden
wider die Natur.
Wenn sich diese
gehäuft haben,
brechen sie unver-
sehens hervor."

Hippokrates

pressemeldungen

„Dick im Geschäft“

USA: 140 Milliarden US-Dollar werden pro Jahr für Fast Food ausgegeben. 1970 waren es noch 6 Milliarden. 25 % der US-Bevölkerung gehen täglich in ein Fast-Food-Restaurant, das entspricht 50 Millionen Kunden pro Tag. 1968 gab es 1.000 Filialen, 2006 bereits 30.000 Filialen. Das amerikanische Wirtschaftsmagazin Fortune stellt die Frage „Is fat the next tobacco?“

Zwei Drittel der 290 Millionen US Bürger sind übergewichtig. Diabetes mellitus gibt es bei Kindern zehnmal häufiger als vor 25 Jahren und bei Erwachsenen hat sich die Zahl Zuckerkranker in den letzten 40 Jahren mehr als verzehnfacht.

Die Kosten des Gesundheitssystems belaufen sich bei 100 Milliarden US-Dollar pro Jahr. Gleichzeitig werden unglaubliche 400 Millionen US-Dollar jährlich in Kinderwerbekampagnen für Süßigkeiten investiert. Im Jahr 2000 sind 400.000 Amerikaner an den Folgen von extremem Übergewicht gestorben, 100.000 mehr als vor zehn Jahren. Jedes fünftte Kind und jeder dritte Jugendliche ist zu dick.

Die US-Bürger geben 2 Milliarden US-Dollar pro Jahr für Ernährungsliteratur aus.

Jeder dritte Todesfall ist die Folge von Über- oder Fehlernährung.

Österreich: 41 % der österreichischen Männer und 26 % der österreichischen Frauen haben einen BMI (Body Mass Index) über 25 und gelten damit als übergewichtig (Elmadfa et al., 2003).

Jede fünfte Frau macht mehr als fünf erfolglose Diätkuren pro Jahr!

Ungesunde Ernährung ist die Ursache für 60 % der jährlich 56 Millionen vermeidbaren Todesfälle!

Kaum zu fassen: Erstmals gibt es weltweit gleich viele Übergewichtige wie Hungernde!

Egal wie weit der Weg ist, man muss den ersten Schritt tun

Jetzt ist es zu spät. Sie haben bereits verloren und zugleich schon gewonnen. Was Sie verloren haben? Sie haben soeben Ihr altes, beschwerliches Leben zurückgelassen. Sie verlieren gerade in diesem Moment Ihre schlechten Essensgewohnheiten. Ihre Freude an wertlosem „Junkfood“ und ungesunden „Fritten“ gehört ab sofort der Vergangenheit an. Was Sie gewinnen? Sie gewinnen ein neues Leben. Ein Leben voller Energie, Freude, Gesundheit, Attraktivität, Erfolg und Wohlbefinden. Ich lasse Sie nicht mehr los. Sie haben dieses Buch in Ihre Hände genommen, weil Sie in Ihrem Leben etwas verändern möchten. Sie sind unzufrieden. Erwarten sich mehr. Wollen Ihren überflüssigen Pfunden und Ihrer Trägheit den Kampf ansagen. Wollen wieder in Form kommen. Ich helfe Ihnen dabei. Ich verspreche Ihnen, dass Sie nicht hungern müssen. Sie müssen sich auch nicht kasteien. Nein, Sie werden auch sicher keine Hungerkur vollziehen. Sie werden Ihr Leben ändern. Sie werden süchtig nach Gesundheit. Nehmen Sie meine Hand und folgen mir auf den Weg zu Ihrem persönlichen Glück! Sie werden es nicht bereuen. Vertrauen Sie mir einfach. Schließen Sie Ihre Augen. Atmen Sie nun tief ein und aus. Nun sagen Sie: „Lebe wohl, du altes, belastendes Leben.“ Wir gehen JETZT gemeinsam den ersten Schritt in Ihr neues Leben.

Aufschub ist die tödlichste Form von Ablehnung!

Hier und jetzt bekommen Sie ein umfassendes Gesamtkonzept für den richtigen Lifestyle auf der Basis der Beeinflussung Ihrer körpereigenen Hormone. Ich möchte Ihnen sowohl das Verständnis als auch das Gespür für Ihren eigenen Körper und Ihre Gesundheit vermitteln, denn nur so werden Sie im privaten und beruflichen Leben den Erfolg erfahren, den Sie sich immer gewünscht haben. Das Abnehmprogramm ist eine Anleitung für jeden, der erfolgreich abnehmen will, zusätzlich Wohlbefinden und Zufriedenheit anstrebt und dem Altern gelassen entgegensehen möchte.

Prävention ist eine Frage des Lebensstils – meine Philosophie

Der richtige Lebensstil ist der entscheidende Faktor für ein gesundes, erfolgreiches und zufriedenes Leben!

Das Beibehalten der persönlichen Traumfigur bzw. das Abnehmen überflüssiger Pfunde wird heutzutage aufgrund diverser Lebensumstände immer schwieriger. Die allgemeine „Zeitnot" und das zunehmende Ausmaß des täglichen Arbeitsumfanges bedingt mangelnde körperliche Betätigung. Die eigenen Energien nehmen ab. Das Leben wird immer anspruchsvoller und hektischer. Die Anforderungen übersteigen die eigenen Kapazitäten. Neben dem Zeitmangel für Sport bleibt zusätzlich auch keine Zeit, um einkaufen zu gehen und sich Gedanken zu machen, was gekocht werden soll. Die Lösung bieten nach wie vor die Fast-Food-Ketten. Dort ist Essen schnell verfügbar, teilweise sogar schmackhaft und billig. Leider aber viel zu hochkalorisch. Ein Menü bei einem der bekannten Fast-Food-Restaurants entspricht in etwa der Energiemenge, die eine österreichische Durchschnittsfrau für den ganzen Tag benötigen würde. Mengenmäßig ist das „schnelle Essen" aber eher unbefriedigend. Wird es also bei dem Menü bleiben? Und gelingt dann abnehmen nur mit FDH (Friss die Hälfte)? Müssen wir uns kasteien, um schlank zu bleiben oder schlank zu werden?

Wir wechseln zur Gemüsefront. Ein Kilo Brokkoli – und ich bitte Sie, sich die Menge zweier Brokkoliköpfe bildlich vorzustellen – entspricht in etwa einem guten Drittel einer Tafel Schokolade. Es gilt also das Bewusstsein für Energiemengen zu wecken. Und dabei geht es nicht um das Kalorienzählen!

Meine Philosophie: Ein endokriner Ansatz – sozusagen die „endokrine Diätetik". Die Endokrinologie ist die Lehre der Hormone. Das Körpergewicht beeinflusst unseren Hormonhaushalt. Unsere Hormone beeinflussen unser Essverhalten, beeinflussen den Fettstoffwechsel, entscheiden über Gewichtszu- oder Gewichtsabnahme. Sport beeinflusst unseren Hormonhaushalt und die Hormone wiederum entscheiden über unsere sportliche Leistungsfähigkeit. Das heißt, Hormone sind Botenstoffe, die unser Leben entscheidend bestimmen. Eben auch entscheiden, wenn es um das Thema Figur und Wohlbefinden geht. Meine Empfehlungen in Bezug auf das Abnehmen entsprechen keiner Hungerdiät. Sie entsprechen einer Ernährungsumstellung ohne Verbote, was für die Motivation entscheidend ist. Man darf alles essen. Man darf allerdings nicht alles zu jeder Uhrzeit essen.

Es gibt eine Vielzahl an Hormonen, die am Fettstoffwechsel beteiligt sind und bei der Fett- und Muskelverteilung mitwirken. Dazu gehören z.B. die Schilddrüsenhormone, das Wachstumshormon, die Androgene (männlichen Hormone), welche sowohl in den Hoden als auch in den Eierstöcken und der Nebenniere produziert werden. Eine bedeutende Rolle nimmt das Fettgewebe selbst ein. Dieses ist ebenfalls ein endokrines Organ und produziert selbst Hormone, unter anderem das Leptin, ein Hormon, das für den Appetit zuständig ist. Weiters geht es um die Stresshormone Cortisol und Adrenalin, welche beide in der Nebenniere synthetisiert werden. Den Hormonhaushalt kann man gezielt in Bezug auf das Gewicht im Alltag nachteilig und aber auch positiv beeinflussen. Man muss nur wissen, wie. Das Prinzip des „Dinner Cancellings" bietet sich an. Bietet es sich wirklich an? Theoretisch ja, praktisch nein. Da das Abendessen heutzutage die wichtigste Familienmahlzeit geworden ist und Dinner Cancelling durchaus eine asoziale Komponente hat, werde ich es Ihnen nicht empfehlen. Wer will schon gemeinsam mit seiner Familie bei einem Glas Wasser sitzen? Prost Mahlzeit.

Was kann man machen? Wenn man auf die Zufuhr von Kohlenhydraten am Abend verzichtet, bleibt der Blutzuckerspiegel über Nacht niedrig. Was hat das für einen Sinn? Das Wachstumshormon (GH) spielt eine entscheidende Rolle bei der Verteilung von Fett und Muskulatur an unserem Körper. Zusätzlich ist es das Anti-Aging-Hormon schlechthin. Das Wachstumshormon wird über den gesamten Tag in Intervallen produziert und ausgeschüttet – in so genannten Impulsen. Die größte Ausschüttung erfahren wir zwischen Mitternacht und 2 Uhr morgens, wenn wir schlafen. Dies passiert aber nur, wenn unser Blutzuckerspiegel niedrig ist. Ist er das nicht, steigt das Hormon Insulin in unserem Körper an, um den Blutzuckerspiegel zu senken. Das ist normal und soll so sein.

Insulin ist – zusätzlich zu seiner Aufgabe, den Blutzuckerspiegel zu regulieren – eines der anabolen Hormone. Anabol heißt, es zielt darauf ab, Körpersubstanz aufzubauen und nicht Fett abzubauen. D.h. eigentlich möchte das Insulin gar nicht, dass wir abnehmen. Diesbezüglich besitzt Insulin die Fähigkeit über einen bestimmten Faktor, nämlich den Insulin-like-growth-factor 1 (IGF-1), die Ausschüttung des Wachstumshormons zu unterdrücken und damit den Gewichtsverlust zu verhindern. Verzichten Sie also auf den Genuss von Kohlenhydraten nach 17 Uhr, so vergehen bis Mitternacht 7 Stunden, in denen Ihr Blutzuckerspiegel auf ein Minimum abfallen kann und somit die maximale Ausschüttung des Wachstumshormons gewährleistet ist.

Durch die Auswahl bestimmter Lebensmittel kann man Hormone, auch unabhängig von der Uhrzeit, beeinflussen. So weiß man, dass Brokkoli sekundäre Pflanzenstoffe enthält, die die körpereigenen Östrogene absenken können, also über einen anti-östrogenen Effekt verfügen. Östrogen, das klassische weibliche Hormon, ist bekannt als eines der wichtigsten Hormone für und in der Schwangerschaft. Mutter Natur hat es so vorgesehen, dass die Frau während einer und für eine Schwangerschaft an Gewicht zunimmt. Der Sinn darin liegt in der Sicherstellung von Energiereserven, um nach der Geburt das Neugeborene mit ausreichend Muttermilch versorgen zu können. Aus diesem Grund unterstützen Östrogene die Anlagerung von Fettgewebe.

TiPP

Besorgen Sie sich eine Kalorientabelle! Nicht um Kalorien zu zählen, sondern um ein Bewusstsein dafür zu schaffen, was viele und was wenige Kalorien enthält. Auch Angaben über Kohlenhydrate und Fett finden sich in solchen Büchlein.

Da stecken die Kohlenhydrate drinnen

Nahrungs-mittel	Beschreibung	Beispiele
Zucker	Zucker ist DAS Kohlenhydrat schlechthin. Alle Zuckersorten und zuckerhaltigen Speisen sollten weggelassen werden. Viele Fertigprodukte enthalten Zucker. Lesen Sie die Zutatenliste!	Haushaltszucker, Honig, Eiscreme, Kekse, Kuchen, Marmelade, Müsliriegel, Naschereien, Schokolade, Torten
Obst	In allen süß schmeckenden Obstsorten. Wenig Kohlenhydrate finden sich in Beeren, besonders viele hingegen in Trockenfrüchten und gesüßten Obstkonserven.	Bananen, Datteln, Orange, Kirschen, Mangos, Sultaninen, Weintrauben
Gemüse	In stärkehaltigen und süß schmeckenden Gemüsesorten. Lediglich Spuren von Kohlenhydraten finden sich in Salat, Blattgemüse und stark wasserhaltigen Sorten wie Gurken etc.	Karotten, Kartoffeln und Chips, Kürbis, Maniok, Rote Rüben, Süßkartoffeln, Zuckermais
Hülsenfrüchte	In praktisch allen Hülsenfrüchten sind Kohlenhydrate enthalten.	Bohnen, Erbsen, Fisolen, Kichererbsen, Linsen
Getreide	Getreide enthält Stärke und somit viele Kohlenhydrate.	Buchweizen, Bulgur, Gerste, Hafer, Hirse, Mais, Reis, Roggen, Weizen
Getreide-produkte	In allen Getreideprodukten. Greifen Sie zu Vollkornprodukten, sie lassen den Blutzuckerspiegel langsamer ansteigen!	Brot, Gebäck, Cornflakes, Grieß, Kleie und Getreideflocken, Knabbergebäck, Mehl, Müsli, Nudeln und Teigwaren
Milch und Milchprodukte	Milch enthält Milchzucker (Laktose) und somit Kohlenhydrate. Zudem sind viele Milchprodukte gesüßt. Käse enthält wenig Kohlenhydrate, dafür viel Fett.	Buttermilch, Fruchtjoghurt, Joghurt, Joghurtdrinks, Milch, Pudding, Topfencreme, Trinkmolke
Samen und Nüsse	Viele, aber nicht alle Nüsse enthalten Kohlenhydrate. Man merkt dies am leicht süßlichen Geschmack. Achtung: Nüsse haben einen hohen Fettgehalt!	Cashewnüsse, Erdnüsse, Haselnüsse, Kürbiskerne, Maroni, Pinienkerne, Pistazien, Sonnenblumenkerne, Walnüsse.
Alkoholfreie Getränke	Alles, was süß schmeckt, enthält auch viele Kohlenhydrate!	Fruchtsäfte und -nektare, Sirupe, Joghurt- und Molkedrinks, heiße Schokolade, Karottensaft, Limonaden und Softdrinks, Energydrinks
Alkoholische Getränke	Alkohol bedeutet auch immer: Kohlenhydrate!	Bier, Cocktails, Likör, Wein, Schnaps, Sekt und Prosecco

Vitalstoffe sind lebenswichtig für das Funktionieren unseres Organismus. Eine Vielzahl an Enzymsystemen ist abhängig von Vitaminen, Spurenelementen und anderen Mikronährstoffen. Die ausreichende Versorgung mit diesen Vitalstoffen ist somit entscheidend für unsere Gesundheit. Zink ist beispielsweise an über 300 Enzymsystemen beteiligt. Dazu gehört unter anderem die Schilddrüse, der „Dirigent" etlicher Stoffwechselprozesse mit Bedeutung für das Körpergewicht. Bei der Funktion der Schilddrüse spielt das Enzym Deiodinase eine wichtige Rolle. Es aktiviert die von der Schilddrüse produzierten Hormone und braucht dafür eine ausreichende Menge an Zink.

Lieben Sie Austern, so essen Sie Austern, um die Zufuhr von Zink sicherzustellen. Sind Sie dem „glibberigen" Gefühl einer noch zuckenden Auster in Ihrem Hals eher abgeneigt, so könnten Sie die Option, 20 mg Zink zusätzlich als Nahrungsergänzungsmittel einzunehmen, in Erwägung ziehen. Es gibt Menschen, die unter einem Mangel an diesem Enzym leiden. Eine Studie ergab, dass die Verabreichung von Zink bei einem solchen Enzymmangel eine durchaus sinnvolle Unterstützung für die regelrechte Schilddrüsenfunktion sein kann. Auch die Bildung der männlichen Hormone, die über das Enzym 5-alpha-Reduktase aufgebaut werden und die ebenfalls eine tragende Rolle bei der Gewichtsregulation spielen, sind auf das Spurenelement Zink angewiesen.

Sport ist neben den vielen positiven Effekten auf unsere Gesundheit einer der besten Stimulatoren in Bezug auf die Ausschüttung des Wachstumshormons. Ich weiß, Sie haben keine Zeit für Sport. Was ich von Ihnen will, ist eine Stunde Sport jeden zweiten Tag. So viel?! Genau. Ich möchte, dass Sie Ihrer Gesundheit zuliebe vier von 168 Stunden, die eine Woche beinhaltet, opfern. Wirklich wahnsinnig viel. Sport und Ernährung gehören zusammen wie ein Glas Chablis zu einer Auster. Man weiß aus Studien, dass Menschen, die regelmäßig Sport betreiben und ein wenig übergewichtig sind, gesünder sind als Menschen, die ganz schlank sind, aber keine Bewegung machen. Zusätzlich verbraucht jedes

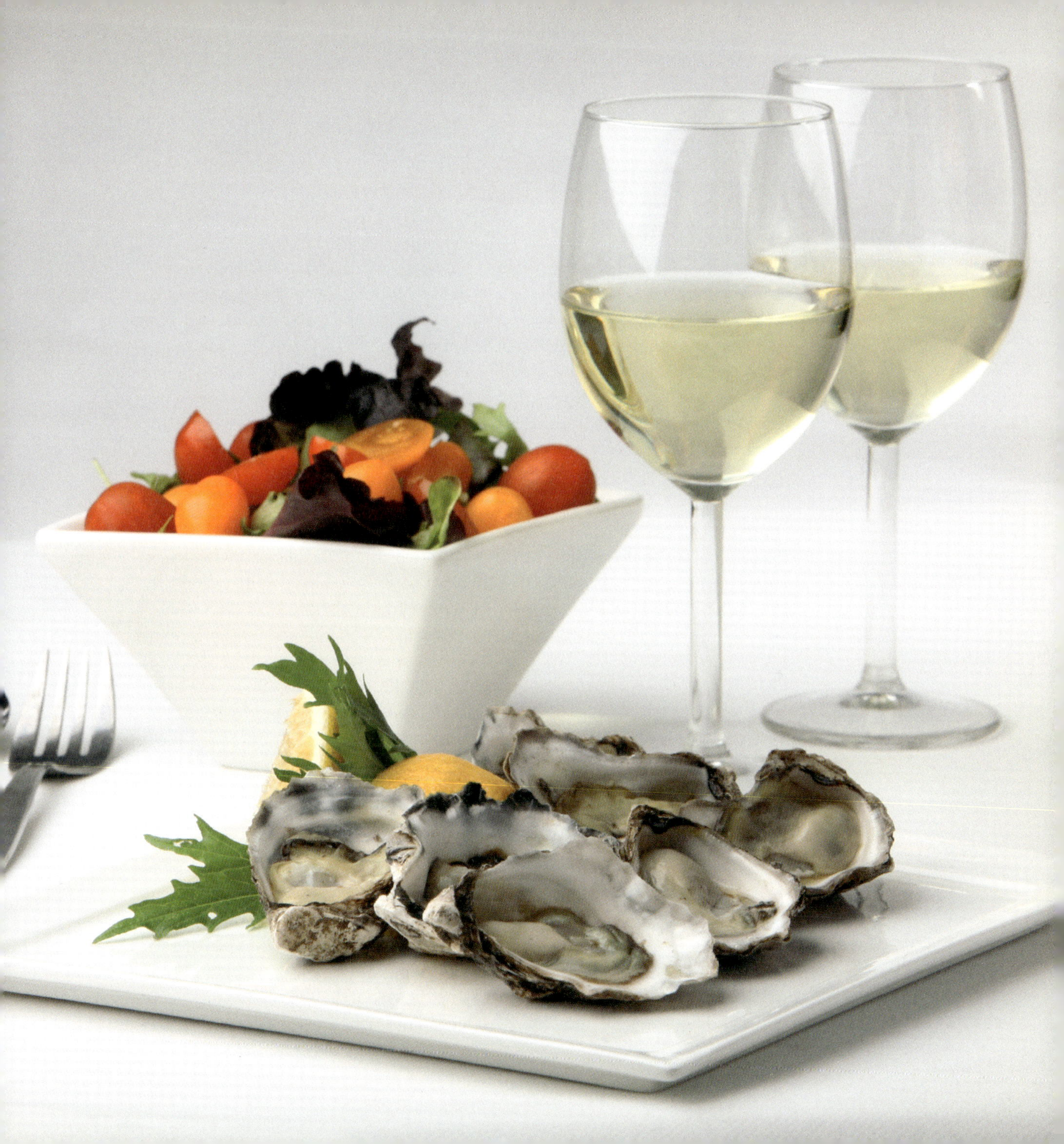

Kilo Muskulatur eine gewisse Menge an Energie, wodurch der Energiegrundumsatz steigt und wir ein klein wenig mehr essen dürfen oder eben leichter abnehmen. Zahlreiche Studien zeigen, dass auch Krafttraining den Hormonhaushalt gravierend beeinflusst. Neben der Steigerung der Produktion des Wachstumshormons und der Zunahme an männlichen Hormonen fanden Wissenschaftler heraus, dass sich die Insulin- und Blutzuckerwerte bei Diabetespatienten entscheidend verbesserten, wenn diese ein kombiniertes Kraft-Ausdauer-Programm absolvierten. Womit wir die nächste Verbindung zu unserem Hormonsystem entdeckt haben.

Es gilt also, sich strategisch zu verhalten. Ganz einfach umzusetzen z.B. durch die Verwendung von Vollkornprodukten. Wenn wir nur Vollkornprodukte verwenden, steigt unser Blutzuckerspiegel stets langsam an. Wir werden dann weder durch Blutzuckerspitzen noch durch rasante Abfälle des Blutzuckerspiegels belastet. D.h. Heißhungerattacken bleiben der Psyche und unserer Gesundheit erspart. In Bezug auf das tägliche Ernährungsverhalten gibt es zahlreiche Möglichkeiten unseren Stoffwechsel und den inneren Schweinehund zu überlisten. Das endokrine System ist ein sehr komplexes Netzwerk. Eine Lücke an einer Stelle kann somit durchaus mal einen Dominoeffekt nach sich ziehen.

Gesunde Küche ist nicht immer gleich leichte Küche! Dies lässt sich am Beispiel von Nüssen oder Avocados gut veranschaulichen, welche prinzipiell sehr gesunde Fette beinhalten, die aber leider gleichzeitig eine hohe Kalorienanzahl mit sich bringen. Natürlich ist die Auswahl gesunder Lebensmittel ganz entscheidend und wichtig. Dennoch muss man wissen, dass das Körpergewicht eine ebenso wichtige Rolle bei der Gesunderhaltung spielt wie die Wahl gesunder Lebensmittel. Eine Vielzahl von Erkrankungen entsteht aufgrund von Übergewicht und Fettleibigkeit. Ganz abgesehen vom direkt proportionalen Zusammenhang zwischen Gewichtszunahme und schwindender Mobilität und Vitalität. Trotzdem darf/muss Sünde sein. Wer sich mit Menschen beschäftigt, die abnehmen wollen, wird schnell erkennen, dass die Motivation einer der wichtigsten und auch schwierigsten Faktoren beim Abnehmen darstellt. Deswegen lege ich auf den Erhalt der Genussfähigkeit großen Wert. Das kann nur gelingen, wenn man auch mal ohne Reue sündigen darf. Aber eben als Ausnahme.

Und was macht eigentlich Alkohol mit unseren Hormonen? Warum habe ich Hunger? Wieder die Hormone? Warum haben wir keinen Hunger, wenn wir verliebt sind? Warum bekommen Frauen im Wechsel auf einmal ein Bäuchlein? Fragen über Fragen. All diese kann der Hormonspezialist beantworten. Es bleibt eben alles in der Hand des Endokrinologen.

Fragen über Fragen

- *Wie verhalte ich mich bei der täglichen Nahrungsaufnahme, um abzunehmen und mein Idealgewicht dann auch halten zu können?*
- *Bin ich dabei zufrieden und glücklich?*
- *Welche Lebensmittel können meinen Hormonhaushalt günstig beeinflussen?*
- *Wie vermeide ich Fallen?*
- *Welchen Sport muss ich machen, um meine Gesundheit zu unterstützen und möglichst gesund und agil zu altern?*

Auf all diese Fragen werden Sie in diesem Buch Antworten bekommen.

„Das kann doch nicht so schwer sein, oder?"

Das Gebiet der Ernährungsmedizin ist ein sehr komplexes. Übergewicht und Fettsucht haben komplizierte Hintergründe, die über einfache Rechenregeln weit hinausgehen. Sie werden sich jetzt vielleicht denken, dass so ein bisschen Ernährung ja wohl nicht so komplex sein kann. Sowohl die Praxis als auch die Theorie beweisen das Gegenteil. Vieles ist bereits bekannt und wahrscheinlich ebenso vieles noch unerforscht.

Warum gibt es Menschen, die schon beim Anschauen einer Leberkässemmel zunehmen? Warum gibt es Freunde, an denen jeden Sonntag das „All you can eat"-Brunch-Buffet spurlos vorübergeht und an Ihnen nicht? Eine einfache Formel lautet: Die Energiezufuhr muss gleich oder kleiner sein als der Energieverbrauch.

Stellen Sie sich vor, Sie würden eine Woche lang den ganzen Tag bis abends nichts essen, um sich dann gegen 23 Uhr jeden Tag eine ganze Pizza mit einem Glas Wein und abschließend ein Tiramisu zu gönnen. Wenn Sie den Durchschnittsmaßen entsprechen und sich durchschnittlich viel (richtiger wäre wenig) bewegen, würde dieses Essen in etwa Ihrem Energietagesbedarf entsprechen. Somit sollten Sie eigentlich über die Woche nicht zunehmen. Ich wette mit Ihnen – um eine Pizza –, dass das nicht funktionieren wird. Somit muss auch diese einfache Rechenformel in Frage gestellt werden.

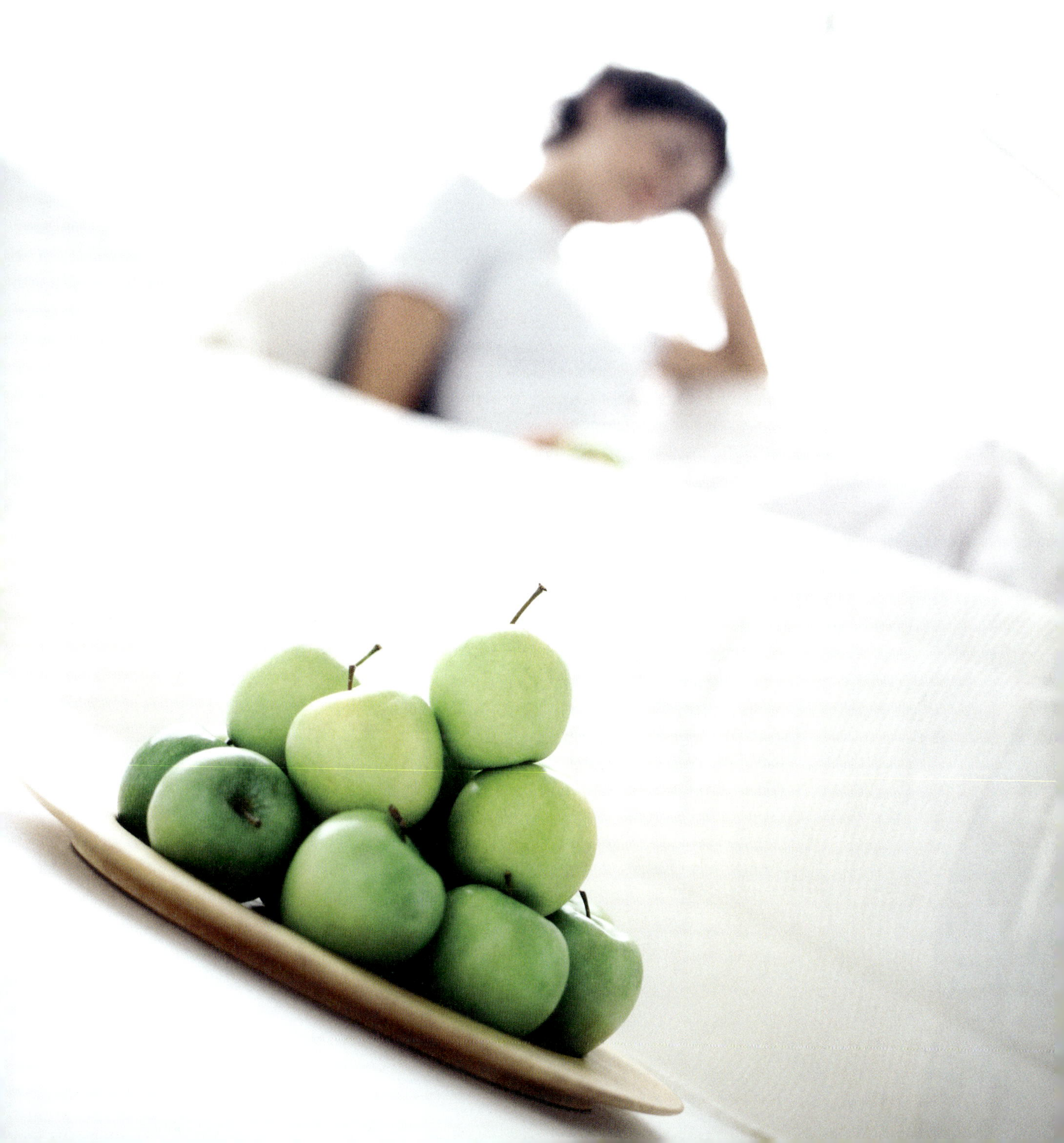

Essen und Ernährung

Essen und Ernährung ist nicht dasselbe. Bei Ersterem soll der Genuss im Vordergrund stehen. Essen ist Emotionalität. Essen ist Leidenschaft. Essen hat durchaus auch etwas mit Ästhetik zu tun, denn das Auge isst mit. Der zweite Begriff darf mit etwas Funktionellem in Verbindung gebracht werden, nämlich dem Sattwerden und der Energiebereitstellung.

Heutzutage kann man die Gesellschaft grob in zwei Gruppen teilen. Die erste Gruppe bilden Menschen, denen die Ernährung mehr oder weniger egal ist und die sich überwiegend von „Praktischem" ernähren. D.h. von Lebensmitteln, die schnell verfügbar, einfach zuzubereiten, schmackhaft und nicht allzu teuer sind.

Der Gesundheitswert des Essens spielt eine untergeordnete Rolle. Die andere Gruppe bilden die Orthorektiker. Die Bezeichnung kommt von dem Begriff Orthorexie und bedeutet, dass Menschen der Nahrung einen übertrieben großen Stellenwert in ihrem Leben einräumen. Als leidenschaftlicher Ernährungsmediziner, Koch und Genießer muss ich Ihnen nun eine sehr provokante Frage stellen: „Sollten wir nicht alle Orthorektiker werden?"

Bedenken Sie, und das ist gewiss, alles was Sie essen, hat in Ihrem Körper eine Reaktion zur Folge. Nichts bleibt ohne Wirkung oder Effekt. Da sollten wir uns schon gründlich überlegen, womit wir unseren Körper versorgen und welche Reaktionen uns die liebsten wären.

Essen ist etwas Emotionales. Immer wieder bekomme ich folgende Frage gestellt: Ich darf also mein geliebtes Wiener Schnitzel nie mehr essen? Und ich antworte dann immer darauf: Natürlich dürfen Sie Ihr geliebtes Wiener Schnitzel auch weiterhin noch essen. Der Genuss der persönlichen Leibspeise löst, auch auf biochemischer Ebene, so viele positive Effekte aus, dass diese der Belastung mit freien Radikalen, die beim Verzehr eines gebackenen Schnitzels entstehen, sicher die Stirn bieten können. Die Lösung liegt wie immer bei Maß, Ziel und dem Genuss ohne Reue.

Zu viele Köche verderben den Brei

Die Empfehlungen der Experten gehen auseinander.

- *Welche Pyramide ist die richtige? DGE, USDA, LOGI, WILLETT, ATKINS?*
- *Wie viele Mahlzeiten soll ich am Tag essen? 3, 5 oder ganz eine andere Anzahl?*
- *Wie soll mein Essen denn aussehen? Viel Eiweiß – wenig Fett, viel Eiweiß – viel Fett, viele Kohlenhydrate oder einfach nur Mischkost?*

Ein Trend löst den anderen ab. Es bleibt alles anders.

Wo viel geforscht wird, gibt es auch viele Ergebnisse. Das ist in der Medizin so und darf auch so sein. Die Verlockungen und die Verwirrung unter der Bevölkerung nehmen zu. Auch hier gebe ich immer denselben Ratschlag: Suchen Sie sich den Arzt oder den Ernährungsberater Ihres Vertrauens. Zu viele Köche verderben den Brei.

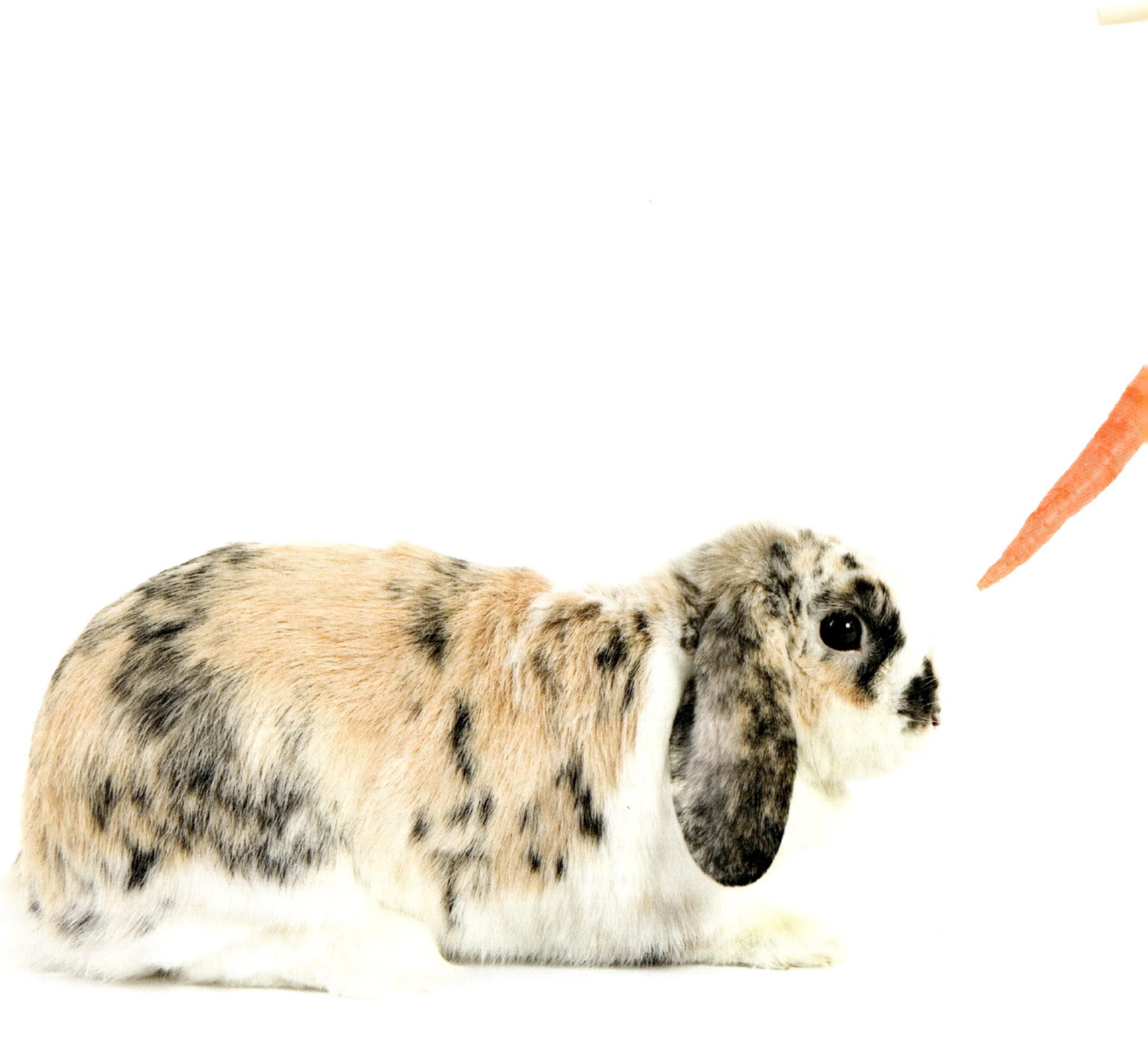

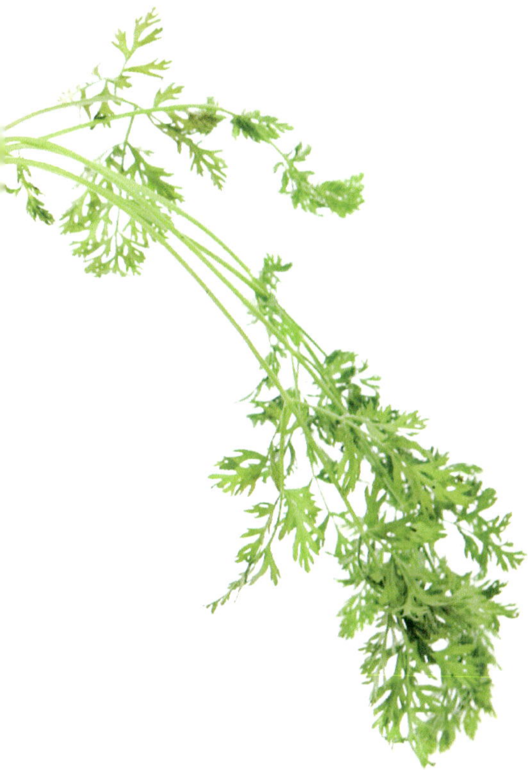

„Sage mir, was du isst, und ich sage dir, wer du bist."

Französischer Jurist und Gourmet Jean Anthelme Brillat-Savarin (1755-1826)

Ein Auszug aus der Geschichte der Ernährungsmedizin im Zeitraffer

Bereits vor vielen Jahrhunderten legten Hausärzte ihr Hauptaugenmerk auf das Essen und Trinken, da es keine Medikamente gab. Zahlreiche Doktoren, die sich mit der Ernährung und der Verdauung beschäftigten, stellten Ernährungsvorschriften für die Herrschaften auf. Damals wie heute gibt es keine Zweifel, dass zahlreiche Lebensmittel Wirkungen besitzen, die über den Genuss hinausgehen und für unsere Gesundheit von großem Wert sind.

Das Gleichgewicht der vier Kardinalsäfte Blut, Schleim, gelbe sowie schwarze Galle musste durch eine ausgewogene Ernährung aufrechterhalten werden. So wurden Lebensmittel mit einseitigen Eigenschaften dementsprechend konträr zubereitet.

1310 verfasste Arnald von Villanova, Leibarzt von Jacob II. von Aragon, das „Buch von den Weinen", welches 1478 gedruckt wurde. Darin schrieb er, dass Wein gut gegen Blähungen und Unfruchtbarkeit sei, das Gehirn stärke und gutes Blut mache.

1547 entstand das Brevier der Gesundheit von Andrew Boorde: Ein guter Koch ist ein halber Arzt!

1606 verkündete Joseph Duchesse, Leibarzt des französischen Königs Henri IV, dass Zucker eine große Schwärze verbirgt (Karies) und unter der Süße eine sehr große Schärfe, die der von „aqua fortis" (Salpetersäure) gleichkommt.

Mitte des 17. Jahrhunderts vermutete der berühmte britische Arzt Thomas Willis, Gründungsmitglied der Royal Society of London, dass das Versetzen unserer Nahrung mit Zucker das Blut und die Säfte salzig und scharf macht (skorbutisch).

Es war das Jahr 1699, als John Evelyn in seinem Traktat „Acetaria" eine Abhandlung über Salate empfahl und diese Empfehlung großen Anklang fand.

Im 19. und 20. Jahrhundert wurde schließlich das Hauptaugenmerk auf die Versorgung der Massen und Armen gelegt und da war es wichtig, dass das Essen billig, fett und nahrhaft war.

Und wo stehen wir heute?

Gott sei Dank es gibt was „Neues"

Grünkern und Gucci *war die Überschrift eines Artikels, den ich vor einiger Zeit in einem Journal gelesen habe. Dabei ging es um die LOHAS –* ***L****ifestyle* ***O****f* ***H****ealth* ***A****nd* ***S****ustainability. Zu den LOHAS zählen sich Menschen, die großen Wert auf gesunde Lebensführung, alternative Gesundheitsvorsorge, die persönliche Entfaltung und einen ökologischen Lebensstil legen. Die LOHAS sind durchaus kaufkräftig und haben Spaß daran, Geld in Ihre Gesundheit zu investieren.*

Dies erfolgt unter anderem durch das Kaufen von Bioprodukten, das in Anspruchnehmen von Wellness- und Fitnessangeboten und das Anwenden von diversen Anti-Aging-Kosmetikprodukten. Eben alles, was das körperliche Wohlbefinden und damit die Gesundheit verbessern kann. Die LOHAS sind entschlossen, etwas für ihre Gesundheit zu tun, und lassen sich das, wenn es sein muss, auch etwas kosten.

Was machen wir falsch? Die Hormone sind schuld – es muss etwas geschehen!

Der Fettgehalt der Lebensmittel, die wir täglich zu uns nehmen, hat über die Jahre stetig zugenommen. Dafür nimmt das Ausmaß unserer körperlichen Betätigung ab. Es ist also nicht schwer nachvollziehbar, dass das unter Garantie entstehende Ungleichgewicht nicht ohne Folgen bleiben wird. Es muss etwas geschehen.

Hand aufs Herz: Wer isst nur wenn er/sie Hunger hat? Wer nimmt sich regelmäßig die Zeit, um in Ruhe zu essen? Wer hört auf zu essen, wenn er/sie satt ist? Wer lehnt ein Essen ab, wenn man eingeladen wird, aber keinen Hunger hat? Wer widersteht der frisch gebratenen und vor Fett triefenden Käsekrainer, wenn er/sie angeheitert an einem Würstelstand vorbeiläuft?

Die Tatsache warum, wann und wie viel wir essen hat viele verschiedene hormonelle, aber auch psychologische und soziale Gründe. Eine Reihe von Hormonen beeinflusst unser Ernährungsverhalten mehrmals täglich und das 365 Tage im Jahr. Es ist bekannt, dass das im Magen produzierte Hormon Ghrelin für das Hungergefühl verantwortlich ist und das Hormon PYY uns die Mahlzeit dann wieder beenden lässt. Neben diesen beiden zuvor genannten gibt es noch Hormone wie das Leptin, das Adiponectin, das Cholecystokinin und viele weitere, deren Wirkungen oder Namen wir noch gar nicht kennen. Die Liste würde sich wahrscheinlich fast endlos fortführen lassen.

Was ich als Ernährungsmediziner immer wieder feststelle, ist, wie oft Menschen ihren persönlichen Energiebedarf überschätzen. In fast allen Fällen glauben wir, mehr essen zu können oder zu müssen, als wir in Wahrheit für unsere Gesundheit benötigen. Ein Umdenken und Akzeptieren ist hier unbedingt erforderlich.

Wer den ganzen Tag am Schreibtisch sitzt, braucht nicht viel, um seine körperlichen Bedürfnisse zu befriedigen. Der Rest passiert im Kopf.

Zusätzlich ist es absolut notwendig, dass wir wieder ein Bewusstsein für Lebensmittel entwickeln. Wie oft höre ich bei meiner Tätigkeit als Ernährungsberater den Ausdruck der Verwunderung, wenn ich meinen Patienten sage: Ein 3-gängiges Menü zu Mittag ist zu viel. Die Pizza mit den Profiteroles am Abend ist zu viel. Nein, Apfelstrudel ist nicht gesund, auch wenn Obst drinnen ist. Erkennen Sie, was Sie wirklich brauchen, und akzeptieren Sie, dass der Rest reine Genusssache ist. Ein Genuss, der Ihnen auf lange Sicht keine Freude bringen wird! Ändern Sie das JETZT!

Der Deal

1 Käsekrainer mit Senf und Brot

entspricht

3 Käsebroten

entspricht

8 Äpfeln

entspricht

8 Köpfen Brokkoli

entspricht

20 Salatgurken

Am Ende gewinnen die Salatgurken mit 20:1. Jetzt stellen Sie sich bitte die folgenden Fragen: Werde ich von einer Käsekrainer satt? Schaffe ich es auch nur annähernd 20 Salatgurken an einem Tag zu essen? Ich habe es Ihnen ja gesagt: Wer abnehmen will, muss nicht hungern. Es ist immer eine Frage der Wahl!

Und was ist mit Kaffee? – die Alltagsdroge Koffein

Immer wieder bekomme ich die Frage gestellt, ob Kaffee während einer Diät denn erlaubt sei, ob er nun gesund oder ungesund sei und wie man ihn denn am besten konsumieren solle – mit Milch, ohne Milch, mit Zucker oder mit Süßstoff oder ganz ohne allem – einfach schwarz? Da das Kaffeetrinken neben der sozialen ja auch eine nicht unerhebliche Genusskomponente aufzuweisen hat, lautet meine Antwort immer: Trinken Sie Ihren Kaffee, so wie er Ihnen am besten schmeckt. Natürlich sollten Sie, wenn Sie abnehmen wollen, auf den Zucker in Ihrem Kaffee verzichten. Da man aber Kaffee so oder so nicht in rauen Mengen zu sich nehmen sollte, würde der Zucker in Ihrem Kaffee wahrscheinlich nicht „ins Gewicht" fallen. Sollten Sie doch die eine oder andere Tasse Kaffee zu viel trinken, dann lassen Sie bitte den Zucker weg. Für die Vieltrinker unter Ihnen habe ich ein paar Informationen zu den Wirkungen und Eigenschaften des Kaffees angeführt.

Das im Kaffee enthaltene Alkaloid Koffein hat viele Wirkungen auf unseren Körper. Es steigert den Herzschlag, dehnt die Bronchien in der Lunge, verursacht eine Kontraktion der Gallenblase und fördert auf diesem Weg die Verdauung. Zusätzlich beeinflusst Kaffee die Verdauung durch Ausscheidung von Pankreassaft und den Verdauungshormonen Cholezystokinin und Gastrin. Der Harndrang wird gesteigert und die Müdigkeit wird unterdrückt. Koffein bewirkt über den Sympathikus im Gehirn eine Verengung der Blutgefäße. Ich z.B. bekomme nach einer Tasse starken Kaffee öfters kalte Hände. Das lässt sich dadurch erklären, dass durch die Verengung der Blutgefäße weniger Blut in die Finger gelangen kann und diese dann kalt werden. Ist nichts Schlimmes, keine Angst.

TiPP

Ein Cappuccino eignet sich wunderbar als Ersatz für ein Dessert und hilft zusätzlich bei der Verdauung. Probieren Sie es einfach aus!

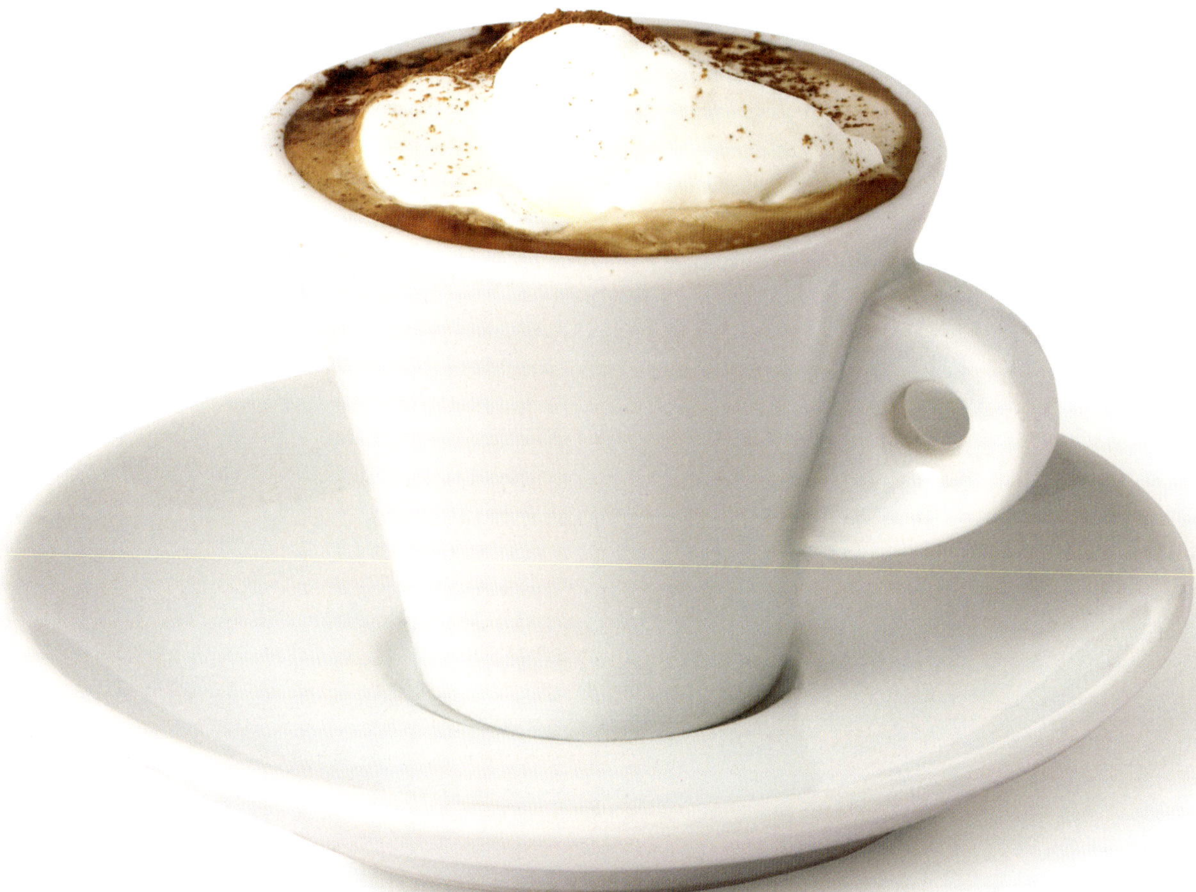

Die gute Nachricht: Koffein erhöht die Umwandlung von Fett in Zucker und kann so beim Abnehmen helfen. Die Datenlage der dazu durchgeführten wissenschaftlichen Studien ist bis heute jedoch nicht vollends überzeugend. Da Koffein die Freisetzung des Neurotransmitters Dopamin bewirkt, kann es das Risiko an Alzheimer zu erkranken senken. Eine gewisse Schutzwirkung vor Diabetes mellitus Typ II (Zuckerkrankheit) und der Entstehung von Leberkrebs konnte in Studien ebenfalls erfolgreich nachgewiesen werden.

10 Diät-Lebensmittel, die Sie nicht verpassen dürfen

1. Grapefruit
2. Salatgurken
3. Spinat
4. Spargel
5. Brokkoli
6. Pilze
7. Hüttenkäse
8. Weiße Fische (Ausnahme Butterfisch)
9. Meeresfrüchte
10. Hühnerfleisch

10 Lebensmittel, die Sie während einer Diät besser meiden sollten

1. Gebackenes
2. Frittiertes
3. Paniertes
4. Nüsse
5. Süßigkeiten
6. Alkohol
7. Wurstwaren
8. Fast Food (Pizza, Burger etc.)
9. Innereien
10. Käse

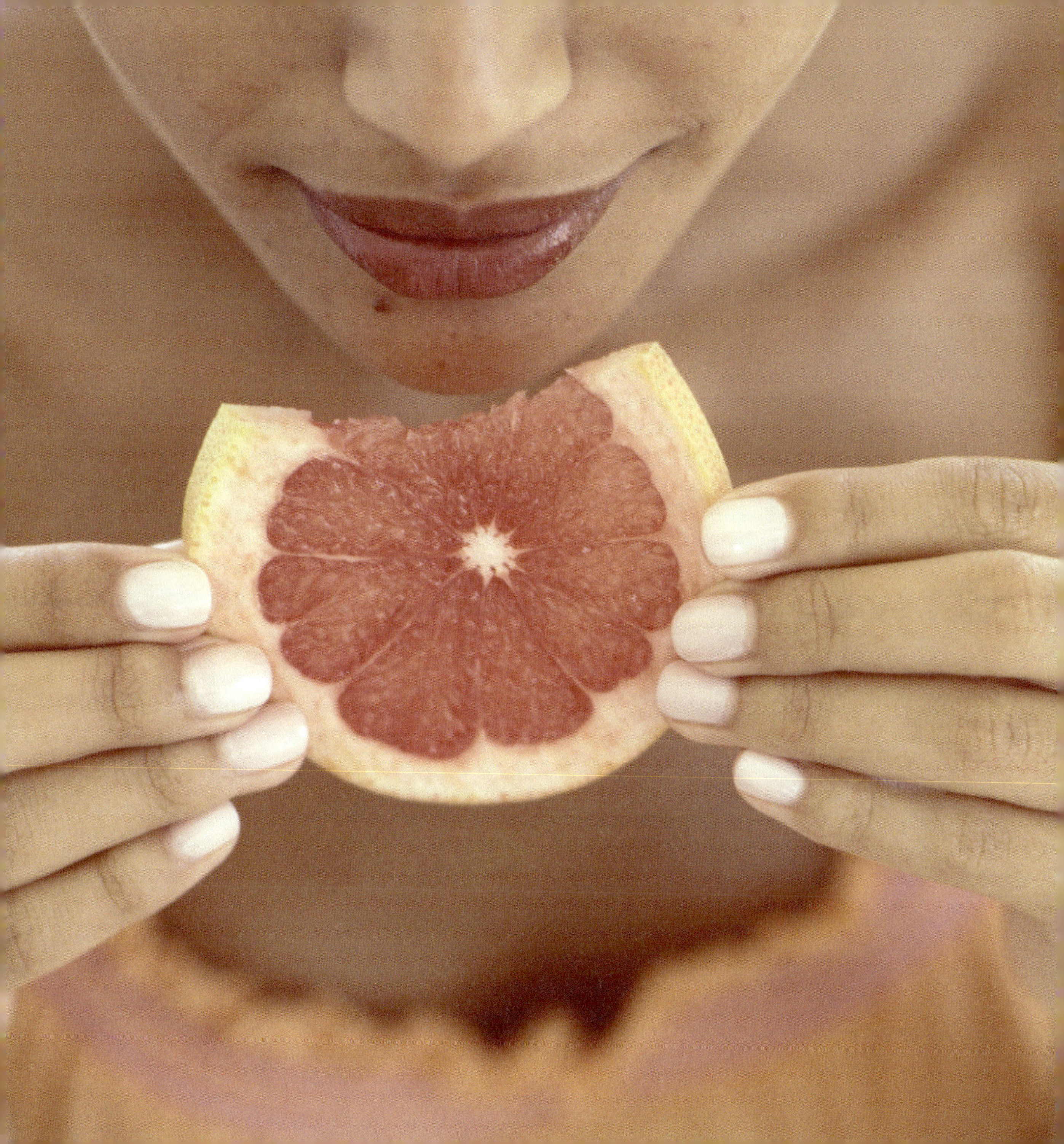

Was sind eigentlich Hormone?

Vereinfacht ausgedrückt handelt es sich bei Hormonen um so genannte *Botenstoffe*. Das heißt, Hormone vermitteln bestimmte Wirkungen in unserem Organismus. Hormone werden von Drüsenzellen in verschiedenen Organen produziert und haben ebenso unterschiedliche Aufgaben und Wirkungen. Über das Blut gelangen die Hormone vom Ort der Entstehung zum Ort des Wirkens (Ziel). Wir verfügen über eine breite Palette von Hormonen, die sich in ihrer chemischen Struktur voneinander unterscheiden. Viele Hormone stehen in engem Zusammenhang miteinander und wirken in einer Art Netzwerkstruktur. Das heißt, dass sich Hormone untereinander beeinflussen können. Nach ihrem chemischen Aufbau unterscheidet man grob zwischen Hormonen, die überwiegend aus Fetten zusammengesetzt sind (Steroidhormone) und solchen, die vor allem aus Eiweiß bestehen (Peptidhormone). Die wohl bedeutendste Gruppe stellen die Steroidhormone dar, auch Geschlechtshormone genannt. Zu den bekanntesten Vertretern dieser Gruppe gehören die Östrogene, die Androgene, die Gestagene, das Cortisol und das Aldosteron. Weitere, besonders für die Gewichtsregulation wichtige, Hormongruppen sind die Schilddrüsenhormone, das Insulin und das Wachstumshormon.

Die meisten Hormone benötigen für ihre Wirkung einen Rezeptor. Unter einem Rezeptor versteht man eine Art maßgeschneiderte Andockstelle an den verschiedensten Zellen unseres Körpers. Wenn ein Hormon also an seinem Rezeptor angelangt, bekommt die Zielzelle ein Signal, was wiederum eine bestimmte Reaktion im Stoffwechsel zur Folge hat. Die regelrechte Funktion unseres Hormonsystems hängt von unzähligen Faktoren ab. Durch diese Komplexität ist unser Hormonhaushalt leider immer wieder für Fehlfunktionen anfällig. Wir können unsere Hormone selbst beeinflussen und tun dies auch unwillkürlich mehrmals jeden Tag. Sei es beim Essen, beim Sport, durch Emotionen oder während des Schlafens.

Ein Ausflug zu den Wiener Philharmonikern

Sie können sich die Regulation und das Zusammenspiel Ihrer Hormone wie ein Orchester vorstellen. Da gibt es jemanden, der etwas vorgibt, und jemanden, der etwas ausführt. Zurück zum Orchester, das ich aus Patriotismus nun mal als „die Wiener Philharmoniker" bezeichnen möchte – und Ihr Körper ist jetzt der Wiener Musikvereinssaal.

In der Hierarchie ganz oben steht der Dirigent, in diesem Fall Daniel Barenboim, der das Neujahrskonzert 2009 leiten durfte. Unser Dirigent heißt Hypothalamus, ein bestimmtes Gebiet in unserem Gehirn. Was für Herrn Barenboim die erste Geige, das ist für den Hypothalamus die Hypophyse (Hirnanhangsdrüse). Dann kommen die Musiker, im Körper sind das eine Vielzahl von Organen, die von den übergeordneten Zentren den Befehl zur Hormonproduktion bekommen.

Lassen Sie es mich anhand der Schilddrüse beispielhaft erklären. Wenn wir Schilddrüsenhormone benötigen, bekommt der Hypothalamus das Signal, ein Hormon namens „Thyreotropin releasing hormone" (TRH) auszuschütten. Dieses TRH sorgt dann wiederum für die Abgabe eines Hormons in der Hypophyse, des „Thyreoidea (lat. für Schilddrüse) stimulierenden Hormons" (TSH). Dieses TSH sendet dann einen Auftrag an das Endorgan, in diesem Fall die Schilddrüse, dass Schilddrüsenhormone produziert werden sollen. Sobald ausreichend Hormone produziert wurden, bekommt der Hypothalamus Bescheid und stoppt sozusagen das Signal zur Hormonproduktion. Das nennt man „negativen Feedback-Mechanismus".

Wenn Sie sich nun die Wiener Philharmoniker vor Augen führen, wird Ihnen einleuchten, dass ein Orchester, das aus vielen einzelnen Künstlern besteht, in seiner Harmonie auch ganz leicht aus dem Gleichgewicht zu bringen ist. Und ebenso geht es uns mit unseren Hormonen. Beim Vorliegen eines Störfaktors könnten wir unter Umständen schnell in ein hormonelles Ungleichgewicht geraten. Was für das Orchester ein klingelndes Telefon sein könnte, können bei uns viele Lebensstilfaktoren sein. Zu diesen Faktoren zählen unter anderem die Ernährung, das Körpergewicht, Sport und Stress im Berufsleben oder auf privater Ebene. Durch die Wahl unseres Lebensstils greifen wir also tagtäglich in unser persönliches Konzert der Hormone ein und können dieses sowohl positiv als auch negativ beeinflussen. Das hormonelle Gleichgewicht ist also mindestens so wichtig und sensibel wie eine Melodie aus den Instrumenten der Musiker.

Die Schilddrüse – unser Sensibelchen

Die Schilddrüse findet sich im Bereich des Kehlkopfes, vorne am Hals und ist im Normalfall mit freiem Auge nicht sichtbar. In Bezug auf das Körpergewicht nimmt die Schilddrüse eine besonders wichtige Rolle ein. Außerdem ist sie ein sehr empfindliches Organ, das schon auf kleinste Veränderungen reagiert.

Zu den Aufgaben der Schilddrüse gehören:

- Die Regulation des Stoffwechsels von Kohlenhydraten, Fetten und Eiweißen
- Die Sicherstellung der Funktion des Herz-Kreislaufsystems
- Das Organ- und Längenwachstum sowie die geistige Entwicklung bei Ungeborenen und Kindern
- Die Regulation der Körpertemperatur (Thermogenese)

Die Gene sind schuld

Anfang der 60er Jahre prägte der Humangenetiker James Neel den Begriff „Thrifty genotype" (knausrige Gene). Dies bedeutet, dass Reserven für Notzeiten angelegt werden. Diese Notzeiten sind nun für das Gros der Menschheit Gott sei Dank vorbei. Das Unangenehme an der Sache ist, dass wir nur den Appetit des Steinzeitmenschen geerbt haben, nicht aber deren körperliche Fitness.

Bereits 1975 konnten Wissenschaftler beweisen, dass ein signifikanter Zusammenhang zwischen einer Schilddrüsenunterfunktion (Hypothyreose), von der etwa jede zehnte Frau betroffen ist, und dem Auftreten von Übergewicht besteht (Rimm et al). Schilddrüsenfunktionsstörungen treten bei Frauen wesentlich häufiger auf als bei Männern. Weitere Untersuchungen ergaben, dass das Körpergewicht bei Menschen mit einer Unterfunktion der Schilddrüse zwischen 15 und 30 % über dem von gesunden Menschen liegt. Werden die fehlenden Schilddrüsenhormone substituiert, also medikamentös verabreicht, nehmen die Menschen in den meisten Fällen das überflüssige Körpergewicht wieder ab. Gegenteiliges ist bei der Schilddrüsenüberfunktion (Hyperthyreose) bekannt. Hier ist das Körpergewicht um durchschnittlich 15 % verringert. Aber vorerst zurück zu den Basics.

Bei den Schilddrüsenhormonen handelt es sich um jodierte Aminosäuren. Die Schilddrüse wird über den Ihnen bereits bekannten Hypothalamus und die diesem untergeordnete Hypophyse zur Hormonproduktion angeregt. Die wichtigsten Schilddrüsenhormone sind das L-Thyroxin (T4), eine inaktive Form, und die aktive Form, das Trijodthyronin (T3). T3 entsteht großteils aus T4 und dies erfolgt durch die Abspaltung eines Jodmoleküls. Für diesen Vorgang benötigen wir das Enzym Dejodinase. Warum Sie das wissen sollten? Es gibt Menschen, bei denen dieses Enzym mangelhaft vorliegt. In diesem Fall liegen normale Werte vor, dass heißt die Schilddrüse wird ausreichend zur T4-Produktion angeregt, der Körper kann aber aufgrund des Enzymmangels nicht genug von der aktiven Schilddrüsenhormonform produzieren, was Konsequenzen für den Stoffwechsel nach sich zieht.

T4 und T3 benötigen im Vergleich zu anderen Hormonen keinen Rezeptor, um an den Zielzellen wirksam zu sein. Es ist bekannt, dass das Verhältnis zwischen dem inaktiven Hormon T4 und dem aktiven Hormon T3 bei übergewichtigen Menschen gestört ist, was wiederum zu der verminderten Dejodinaseaktivität bei Übergewichtigen passt. Die wissenschaftliche Arbeitsgruppe um Kralik et al. konnte 1996 zeigen, dass die zusätzliche Einnahme der Mikronährstoffe Selen und Zink zu einer eindeutigen Aktivitätssteigerung des Enzyms Dejodinase führte.

Die Schilddrüse und das Fasten

Wenn Menschen fasten, kommt es zu einer verminderten Umwandlung von T4 zu T3. T3 spielt eine wichtige Rolle beim Umbau von Fettgewebe, Proteinen und der Glukose während des Fastens. Die verminderte T3-Produktion ist eine Reaktion des Körpers, um Energie einzusparen und sich vor dem Verlust von Körpersubstanz zu schützen.

Hungern beeinflusst unser Hormonsystem auf vielen Ebenen. Über verschiedene Mechanismen kommt es auch im Hypothalamus zu einer verminderten TRH-Produktion, was sich wiederum hemmend auf die Schilddrüsenhormonproduktion auswirkt. Bereits nach 12 Stunden Fasten kommt es zu einer Verminderung der Schilddrüsenhormonproduktion. Dies sind lediglich Schutzmechanismen, mit denen unser Körper für etwaige Notsituationen Energie einsparen will.

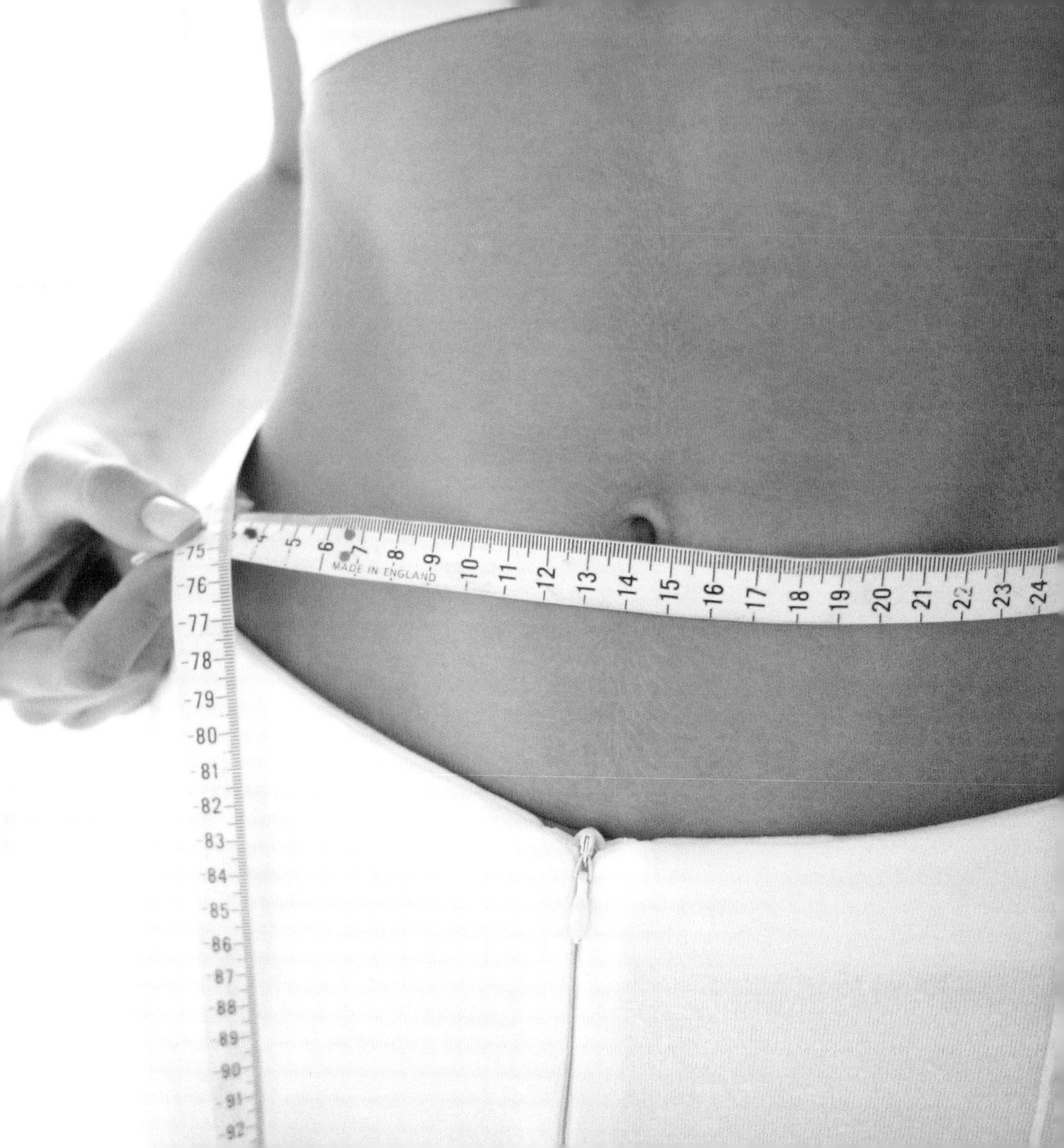
MADE IN ENGLAND

Der heimtückische Jojo-Effekt

In klassischer Weise zeigt sich diese „hausgemachte" Schilddrüsenunterfunktion beim gut bekannten Jojo-Effekt. Wir halten über einen gewissen Zeitraum eine strenge Diät, um möglichst rasch viel Gewicht zu verlieren. Schon nach kurzer Zeit vermitteln wir unserem Körper das Gefühl, dass eine Hungersnot vorliegt, da wir ja ganz abrupt unser Essverhalten verändert haben und damit die Energieaufnahme drastisch reduzieren. Der Irrglaube unseres Körpers hat eine eindeutige Senkung unseres Energiegrundumsatzes zur Folge.

Zur Erklärung: Der Energiegrundumsatz ist der Tagesbedarf an Energie, den Sie haben, wenn Sie den ganzen Tag in Ruhe verbringen, um die lebenswichtigen Körperfunktionen aufrechtzuerhalten. Hungern kann den Grundumsatz um bis zu 40 % reduzieren (Blaxter 1995). Eben nur um unsere lebenswichtigen Organfunktionen zu sichern und den Rest auf Sparflamme zu halten.

Lassen Sie es mich anhand eines Beispiels veranschaulichen. Bei einem Menschen, der normalerweise einen Grundumsatz von 1200 kcal hat, könnte der Bedarf durch eine Radikaldiät auf 800 kcal absinken. Wird nun die Diät abgebrochen und wird wieder normal gegessen, eben so wie vor der Diät, nehmen wir auf einmal unwissentlich 400 kcal Energie über unseren Bedarf auf.

Da der menschliche Organismus ein Sicherheitsliebender ist, wird er dafür Sorge tragen, dass die überschüssigen 400 kcal direkt in unsere Speicher, nämlich die Fettzellen, wandern und nicht sofort verwertet werden. Damit sorgt er sozusagen schon einmal für eine Reserve, falls die nächste „Hungersnot" eintritt. Das heißt: Menschen, die Radikaldiäten abbrechen und wieder normal essen, nehmen mit Sicherheit das, was sie an Gewicht verloren haben – plus ein paar Kilos extra – wieder an Gewicht zu. Schöne Bescherung! Deswegen, unbedingt Finger weg von Radikaldiäten!

Das Wachstumshormon – unser stärkster Verbündeter

Das Wachstumshormon ist unter diversen Bezeichnungen wie hGH (Human Growth Hormone), STH (Somatotropes Hormon), Somatotropin oder nur GH bekannt. Der Einfachheit halber bezeichne ich das Wachstumshormon im folgenden Text mit GH, was für die englische Bezeichnung „Growth Hormone" stehen soll. GH kennen Sie bestimmt aus den Medien, wo es als das Anti-Aging-Hormon deklariert wird. Und das nicht zu unrecht. Dem GH sollte man durchaus besondere Aufmerksamkeit schenken und es verdient mit Sicherheit eine Sonderstellung in unserem Stoffwechsel. Vereinfacht zusammengefasst kann man sagen, dass das GH den Muskelaufbau und den Fettabbau (Lipolyse) fördert und für die Zellregeneration mitverantwortlich ist. Somit ist es auf drei Ebenen wirksam, die für uns von großem Interesse sind. Aus diesem Grund möchte ich Ihnen ein bisschen mehr über das „Wunderhormon" GH und die Möglichkeiten seiner Handhabung erzählen.

Ziehen Sie sich das rein – oder besser doch nicht

Der Begriff „Obesogenic environment" bedeutet ins Deutsche übersetzt so viel wie „eine die Fettleibigkeit fördernde Umwelt". Fakten, die für sich sprechen: Der Burger einer renommierten US-Fast-Food-Kette wog im Jahr 1954 110 g. 2002 variieren die Größen der Burger von 125 bis 357 g. Eine zuckerhaltige Limonade wurde damals in einer Größe von 0,2 l angeboten. Jetzt bekommt man sie in den Größen 0,3 bis 1,24 l! Evolutionär ist der Körper auf eine Energiedichte von 107 kcal pro 100 g eingestellt. In einem Hamburger stecken mittlerweile 287 kcal pro 100 g!

Ziehen Sie sich das rein – oder besser doch nicht?!

GH wird vom Hypophysenvorderlappen produziert. Dieser besteht fast zur Hälfte (45 %), aus somatotropen – den Körper beeinflussenden – Zellen, was die Wichtigkeit dieses Hormons unterstreicht. GH besteht aus 191 Aminosäuren und wird in Impulsen über den ganzen Tag verteilt ausgeschüttet. Diese Episoden sind teilweise an den Schlaf gebunden, denn die Anzahl und die Amplitude der Hormonausschüttung nehmen in den Tiefschlafphasen zu. Diese Ausschüttung des GH ist zusätzlich an den Tag-Nacht-Rhythmus gekoppelt und wird durch die Nahrungsaufnahme, Stress, Körperbelastung und Hunger mit beeinflusst. Dies ändert sich während der körperlichen Entwicklung in der Jugend und mit zunehmendem Alter. Da GH in Impulsen (etwa 9 bis 10 x pro 24 Std.) über den gesamten Tag verteilt freigesetzt wird, kann man durch eine einmalige Blutuntersuchung nur beschränkte Informationen über die tatsächliche Wachstumshormonausschüttung erhalten. Aus diesem Grund ist die einzig sinnvolle Laboruntersuchung in Bezug auf das GH die Bestimmung des stabilen und repräsentativen Wertes IGF-1 (Insulin like growth factor -1).

Es gibt verschiedene Möglichkeiten, die körpereigene Wachstumshormonproduktion selbst zu beeinflussen. Dazu gehören unter anderem Schlaf – ein Grund, warum Kinder immer ausreichend Schlaf bekommen sollten – Sport und Unterzuckerzustände. Das Ansprechen des GH auf diese Reize ist bei Übergewichtigen oft gestört. Die GH-Absonderung wird zusätzlich entscheidend von der Ernährung, dem Körpergewicht und der körperlichen Betätigung reguliert.

GH verstärkt über bestimmte Rezeptoren in den Fettzellen den Fettabbau und mobilisiert so die Fettsäuren aus den Depots – nämlich Ihren Fettpölsterchen. Der körpereigene GH-Abfall beginnt zwischen dem 30. und dem 50. Lebensjahr und geht bei Männern rascher vonstatten als bei Frauen. Im Alter erfolgt eine typische Umverteilung zwischen Fett und Muskulatur, was unter anderem auf einen GH-Mangel zurückzuführen sein kann. Dabei spielt das Bauchfett eine entscheidende Rolle.

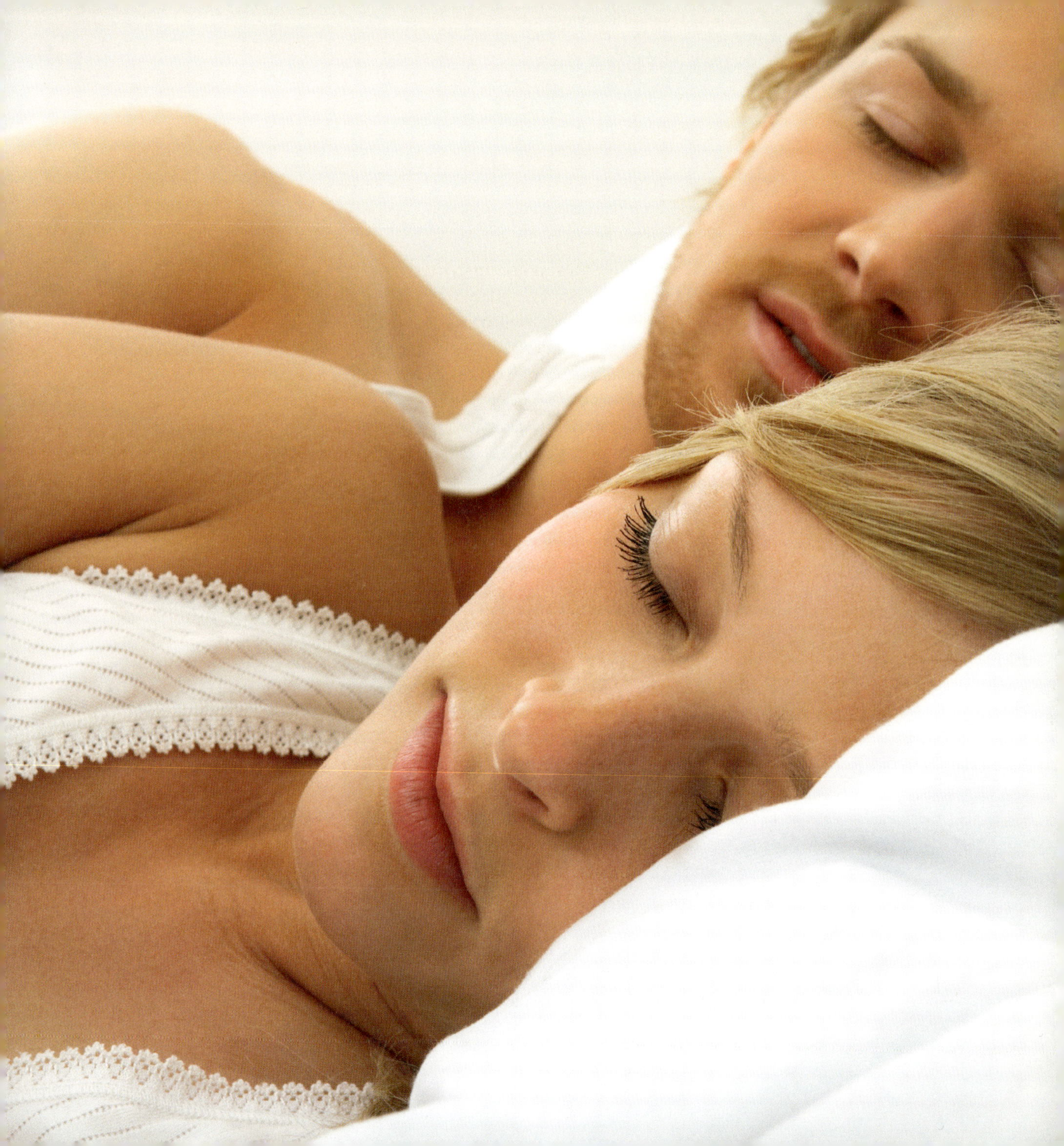

Seit etwa 15 Jahren ist der GH-Mangel des Erwachsenen ein definiertes und anerkanntes klinisches Bild. Zu diesem GH-Mangel-Syndrom zählen die zentrale Fettsucht, Dyslipidämie (nachteilige Veränderungen der Blutfette), Hypertonie (Bluthochdruck), eine Abnahme der Muskelmasse, ein Verlust an Knochendichte und eine Einschränkung in der Lebensqualität. Weiters kann sich ein GH-Mangel in Form von chronischer Abgeschlagenheit, Libidoverlust und einer beschleunigten Hautalterung zeigen. Bei einem manifesten Wachstumshormonmangel bringt eine Therapie durch medikamentöse Verabreichung des Hormons in den meisten Fällen eine deutliche Besserung der Beschwerden.

GH und Übergewicht

Übergewicht ist mit einer Vielzahl endokriner (hormoneller) und metabolischer (stoffwechselbezogener) Störungen in Verbindung zu bringen. Hierzu gehören unter anderem die Insulinresistenz und eben ein Mangel an GH. Unter einer Insulinresistenz versteht man das fehlende Ansprechen der Zielzellen auf das Insulin. Die genaue Rolle des GH beim Übergewicht ist teilweise noch unklar. Mittlerweile konnte durch Untersuchungen gezeigt werden, dass die Verabreichung von GH einen positiven Effekt auf die Lipolyse (Fettabbau) und somit den Gesamtkörperfettgehalt bei Patienten mit einem GH-Mangel hat. Dabei geht es vor allem um das Organfett und das für die Gesundheit so gefährliche Bauchfett. Neben der Stammfettsucht kann ein GH-Mangel auch zu zahlreichen weiteren Stoffwechselstörungen, wie etwa einer Störung im Fettstoffwechsel, führen.

Seine Aufgaben

Neben dem Größenwachstum im Kindes- und Jugendalter und den zuvor genannten Funktionen hat das GH auch die Aufgabe der „Nahrungsaufteilung". GH reduziert die Ansammlung von Nahrungsfetten (Triglyzeriden) in den Fett-

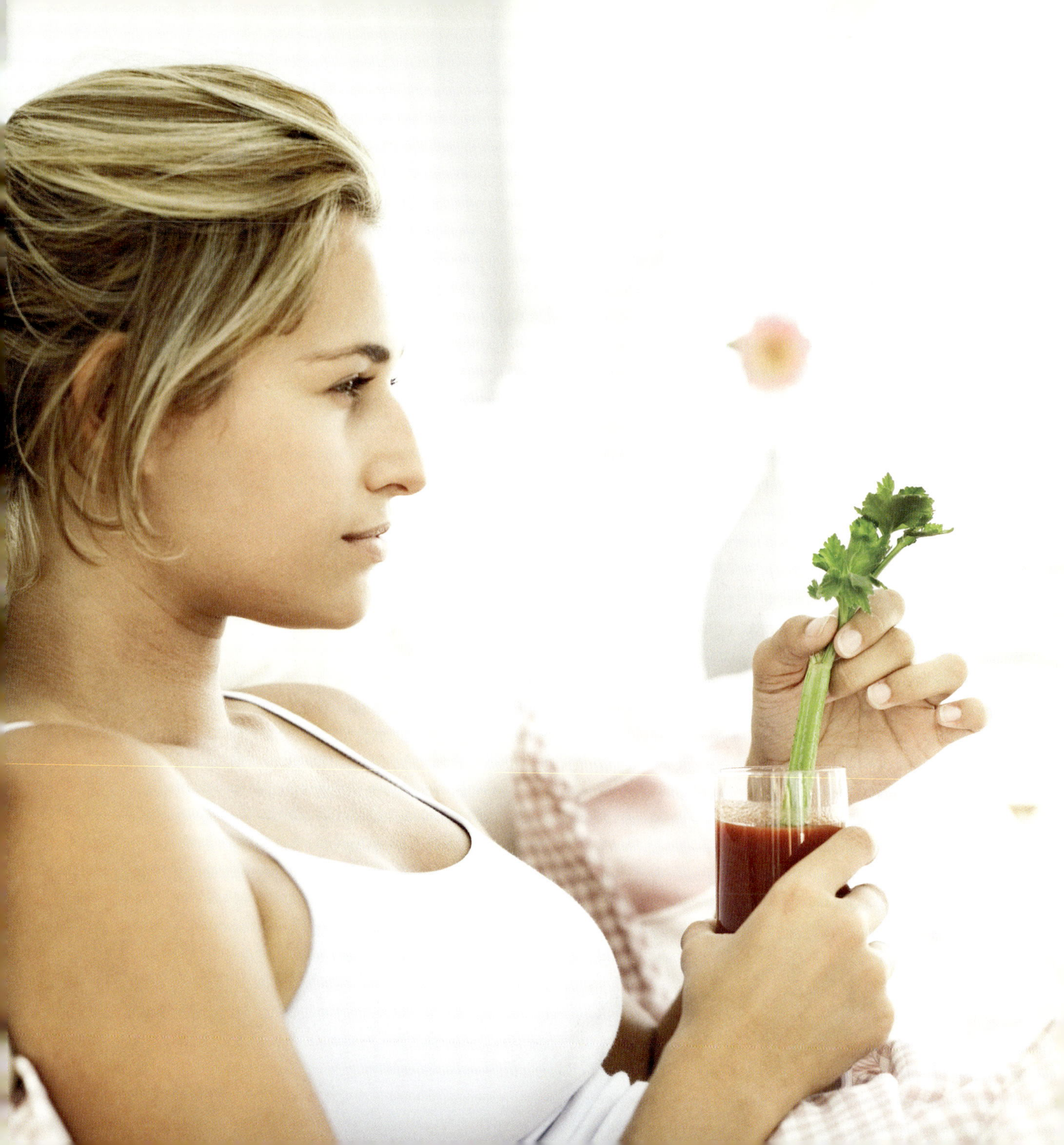

zellen durch die Hemmung des Enzyms Lipoprotein-Lipase und fördert auf diesem Weg den Fettabbau, um die Verwertung freier Fettsäuren (Oxidation) zu verbessern. Bei der fettabbauenden Wirkung von GH zeigen sich regionale Unterschiede. So wird das gefährliche Bauchfett, das durch GH in die Peripherie transportiert wird, stärker abgebaut als Unterhautfett.

Das GH hat neben seinen bekannten anabolen – das heißt Körpersubstanz aufbauenden – auch den Blutzuckerspiegel erhöhende Eigenschaften. Diese Effekte ergeben sich durch eine Steigerung der körpereigenen Glukoseproduktion, einer Hemmung der Glukoseaufnahme aus dem Blut in die Zellen und einer Anregung des Proteinstoffwechsels. Auf diese Art wird der Blutzuckerspiegel angehoben. Die meisten Wirkungen des GH werden von verschiedenen Mediatoren vermittelt, wobei hier das IGF-1 (Insulin like growth factor-1) einen besonderen Stellenwert einnimmt. Die Ausnahme bildet der Fettstoffwechsel, an dem IGF-1 nicht beteiligt ist. Das GH bewirkt die IGF-1-Produktion in der Leber, wodurch dann die Werte im Blut ansteigen. Liegen nun hohe Werte dieses Stoffwechselvermittlers (Mediators) in unserem Körper vor, können wir davon ausgehen, dass sich genug Wachstumshormon (GH) in unserem Blut befindet. Denn ohne GH kein IGF-1.

Die Rolle des GH ist sehr komplex und wird in der Literatur immer wieder kontrovers diskutiert. Man weiß, dass ein GH-Mangel zu vermehrtem Körperstammfett führen kann und umgekehrt ein Übermaß an Körperfett, vor allem im Bereich der Bauchorgane (viszerales Fett), in weiterer Folge für verminderte GH-Blutspiegel ursächlich sein kann. Diese beiden Situationen zeigen sich an den Werten des IGF-1. Bei einem stark erniedrigten IGF-1 Wert muss man von einem primären, das heißt von einem ursprünglich vorliegenden, GH-Mangel, ausgehen. Bei Übergewicht kann das IGF-1 paradoxerweise normal, erhöht oder auch wenig erniedrigt im Blut vorliegen.

Wenn Übergewichtige abnehmen, normalisieren sich in der Regel erniedrigte GH-Spiegel, was wiederum ein Zeichen eines sekundären, das heißt eines durch das Übergewicht verursachten, GH-Mangels ist. Wollen Sie also Ihre Wachstumshormonwerte wieder auf Vordermann bringen, so sind Sie bestens beraten, ein paar Pfunde zu verlieren. Ein Bonuseffekt stellt sich ein, wenn Bauchfett (abdominales Fett) verloren geht. Dann verbessert sich nämlich auch die Wirksamkeit des körpereigenen Insulins und damit die Fähigkeit, hohe Blutzuckerwerte regulieren zu können.

Studien haben ergeben, dass die zusätzliche Verabreichung von GH in Kombination mit einer Diät nicht wirkungsvoller war als die Diät alleine. Der Einsatz von GH im Vergleich mit einem Placebopräparat alleine brachte hingegen bessere Ergebnisse. In zahlreichen Untersuchungen konnte jedoch nachgewiesen werden, dass die Gabe von GH-Injektionen bei einem bestehenden Mangel zu einer Normalisierung der Körperzusammensetzung führte! Wird GH jedoch unkontrolliert eingesetzt, kann es zu einer Verschlechterung der Stoffwechsellage, zu Flüssigkeitseinlagerungen oder zu Gelenksschmerzen kommen. Dabei kann die Wirksamkeit des körpereigenen Insulins verloren gehen (Insulinresistenz) oder sich eine bereits bestehende Insulinresistenz verschlechtern. Zusätzlich besteht die Gefahr, dass die Blutfette ansteigen und die Werte des guten Cholesterins (HDL) abfallen. Die Summe der Studienergebnisse deutet klar darauf hin, dass Patienten ohne Wachstumshormonmangel nicht von einer zusätzlichen GH-Gabe profitieren werden. Niedrige GH-Spiegel sind somit eine Konsequenz und nicht die Ursache von Übergewicht! (Obesity Research 2003)

Insulin und GH stellen somit wichtige anabole, also muskelaufbauende, Hormone unseres Körpers dar, die in ihrer Wirkung aber teilweise antagonistisch, also absolut gegensätzlich, sind. Insulin begünstigt die Zuckerverwertung und die Neuentstehung von Fett (Lipogenese) und GH hat eine blutzuckersteigernde Wirkung und fördert den Fettabbau (Lipolyse).

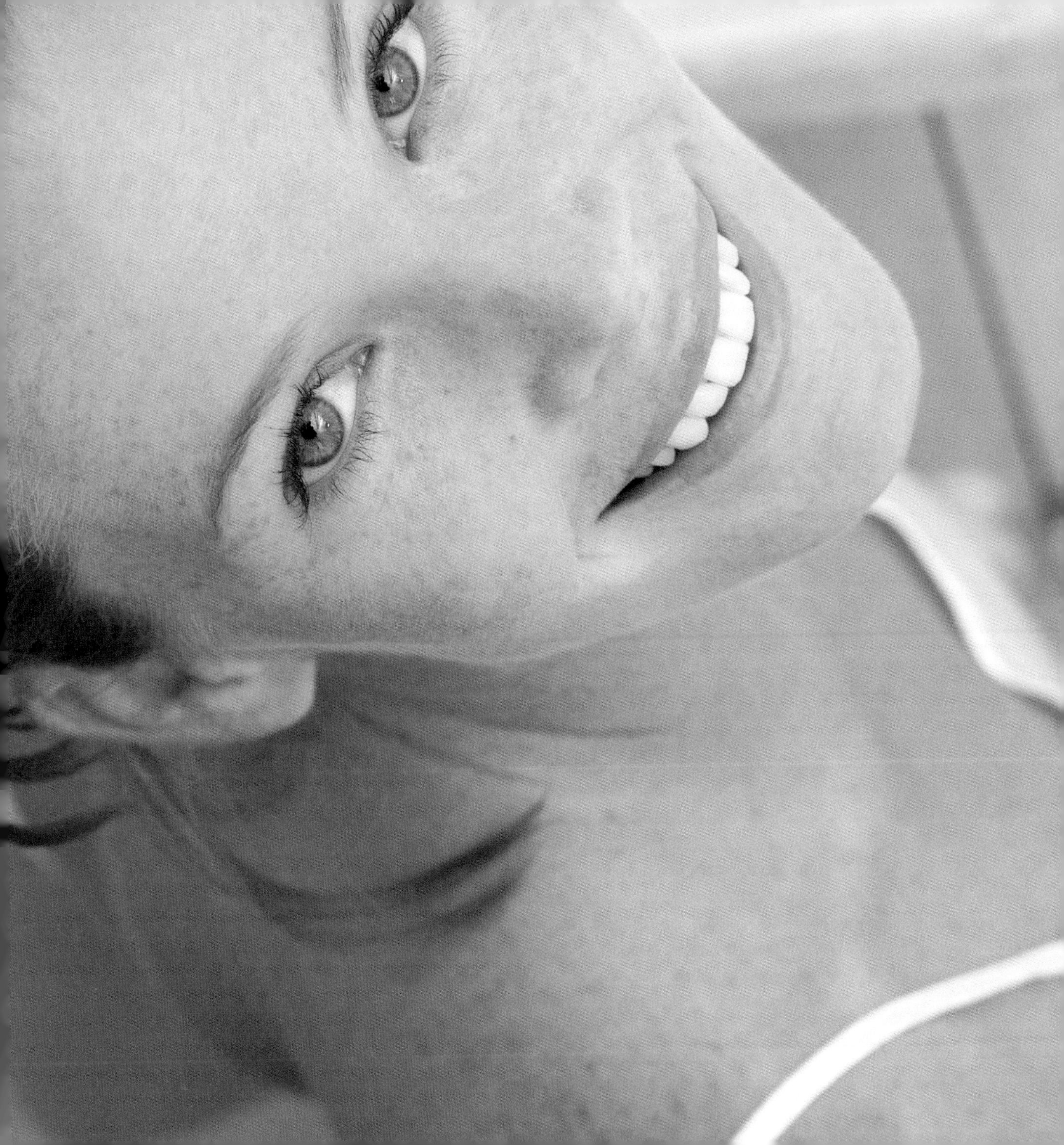

Aus Untersuchungen geht hervor, dass zu hohe IGF-1-Spiegel möglicherweise mit einem erhöhten Risiko für die Entstehung von Brust-, Prostata-, Lungen- und Dickdarmkrebs in Verbindung gebracht werden. Aus diesem Grund sollte sich der IGF-1-Wert des Blutes immer innerhalb des vorgegebenen Normbereichs befinden.

Die Frau, das „Opfer" ihrer Hormone?

Bereits seit vielen Jahren wird der Einfluss der Hormone auf das Gewicht untersucht. Sowohl die Zunahme von Fettdepots als auch der Fettabbau werden durch Hormone moduliert. Die mit der Nahrung aufgenommenen Fette werden durch die Lipoprotein-Lipase (LPL) gespalten, wodurch freie Fettsäuren für die Energiegewinnung und als Speicher zur Verfügung stehen. Die Konzentration der LPL ist von Körperregion zu Körperregion verschieden und steht in wechselseitiger Beziehung mit verschiedenen Sexualhormonen. Eine Zunahme des Bauchfetts ist bei der jungen Frau in der Regel durch eine übermäßige Nahrungsaufnahme bedingt. Das für die Einlagerung von Fett im Bauchbereich zuständige Enzym wird durch die Nahrung in seiner Aktivität gefördert. Die Fettdepots im Bereich der Hüfte, der Oberschenkel und des Gesäßes – also der typisch weibliche Fettverteilungstyp – ist für die Reproduktion der Frau gedacht. Die Enzymaktivität in den klassischen Problemzonen der Frau wird durch Hormone angeregt. Das Östrogen als repräsentatives Hormon der Frau fördert somit in klassischer Weise die Speicherung von Körperfett.

Das Gelbkörperhormon Progesteron benötigt die Anwesenheit von Östrogen, um ebenfalls die Fetteinlagerung zu unterstützen. Das Hormon Oxytocin, das beim Stillen nach der Geburt eine wichtige Rolle spielt, hat einen fettabbauenden Effekt auf die Problemzonen, allerdings nur, wenn während des Stillens ein Energiedefizit besteht.

Der Mann ist das stärkere Geschlecht. Mehr GH durch Östrogene. Ein Widerspruch!?

Es lebe das Wachstumshormon (GH)! GH fördert sowohl unseren Energieverbrauch als auch den Abbau von Fett. Das Wachstumshormon leitet die Fettverbrennung ein und fördert den Aufbau von Protein – und das führt dazu, dass wir Körperfett verlieren und mehr fettfreie Muskelmasse aufbauen. Östrogene vermindern dagegen das Fettverbrennen und begünstigen somit die Anlagerung von Fett, was im ursprünglichen Sinn von der Natur auch so gewollt ist. Östrogene sollen die Reserven der Frau für den Fall einer Schwangerschaft sichern, um eine ausreichende Versorgung des ungeborenen Kindes gewährleisten zu können.

Bei der erwachsenen Frau wird die GH-Ausschüttung unter anderem durch Östrogene reguliert. Während und unmittelbar vor dem Eisprung ist der Östrogen-Wert im Blut hoch. Zu diesem Zeitpunkt verfügen Frauen über hohe GH-, IGF-1- und Androgenspiegel. Daher kann man sagen, dass hohe Östrogenkonzentrationen im Blut mit hohen GH-Spiegeln einhergehen. Untersuchungen zeigen, dass Östrogene einerseits den GH-Spiegel erhöhen, andererseits jedoch die Stoffwechselfunktionen des Wachstumshormons verschlechtern können. Dabei wird das frei im Blut vorliegende GH verstärkt gebunden und so in seiner Wirkung gehemmt, was die GH-Situation verschlechtert.

Obwohl Frauen mehr Fett und weniger Muskulatur besitzen als Männer, liegen ihre GH-Spiegel tendenziell höher. Da mit dem Lebensalter die Hormonproduktion abnimmt, verfügen junge Frauen im Vergleich zu reiferen Frauen über höhere GH-Werte. Beim weiblichen Geschlecht zeigen sich die fettabbauenden Wirkungen des GH speziell an den unteren Körperregionen wie dem Gesäß oder den Oberschenkeln und bei den Männern stellt das Stammfett den primären Angriffspunkt des Wachstumshormons dar.

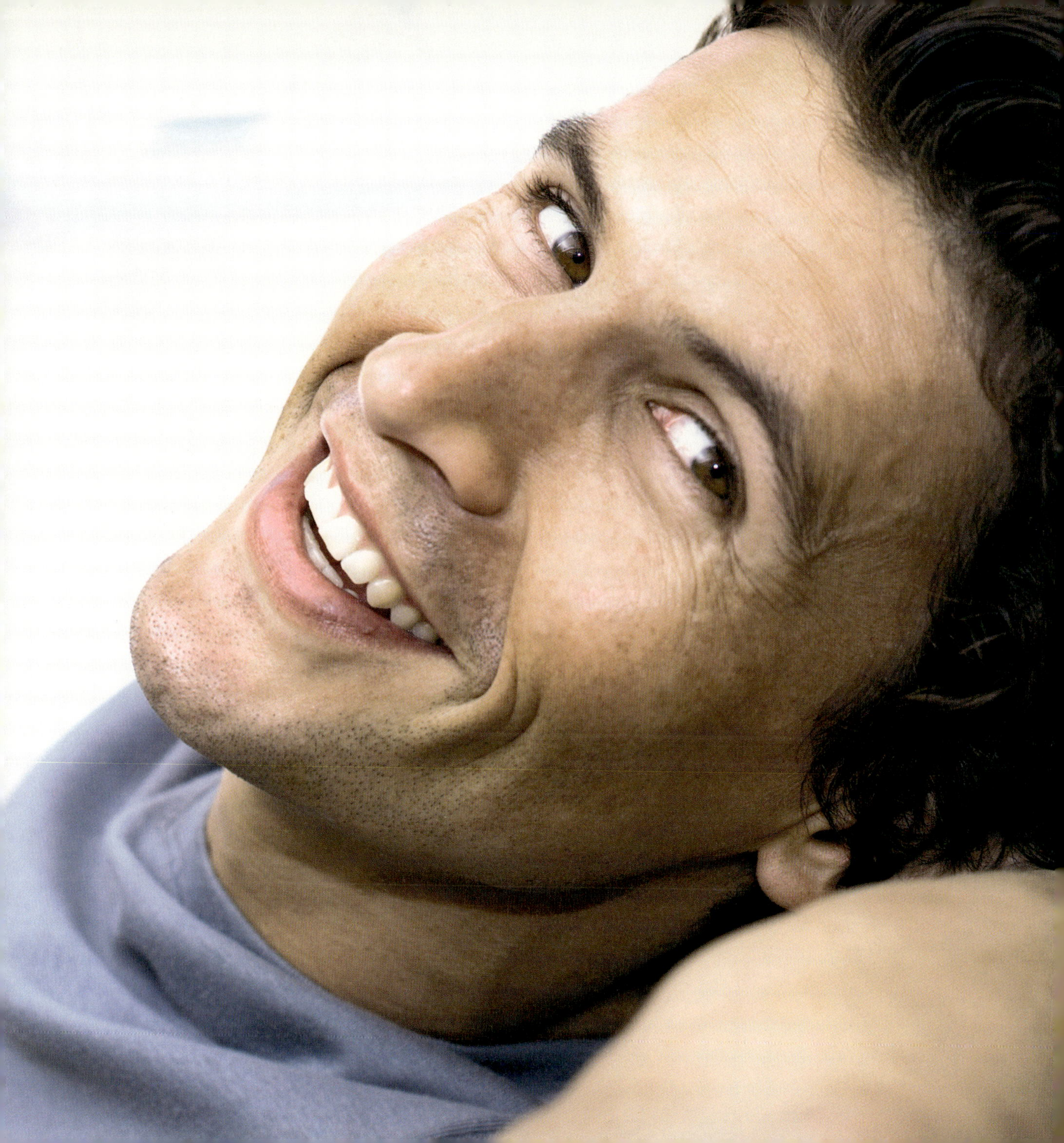

Eine Therapie mit GH bringt beim männlichen Geschlecht generell bessere Erfolge als bei den Frauen. Diese unterschiedliche Ansprechbarkeit auf die GH-Therapie steht wahrscheinlich in direktem Zusammenhang mit den Androgenen (männlichen Hormonen).

Trotz des GH-steigernden Effektes von Östrogenen bereitet die Hormonersatztherapie vielen Frauen Figurprobleme. Allerdings auch nicht allen. Und auch nicht immer. Es bleibt alles anders. Die Verabreichung von Östrogenen über die Haut (transdermal) scheint für die Figur besser verträglich zu sein. Denn Untersuchungen belegen, dass bei Östrogenverabreichung in Pillenform (oral) das Körperfett zu- und die Muskelmasse abnimmt. Paradoxerweise konnte bei In-vitro-Untersuchungen (im Reagenzglas) gezeigt werden, dass Östrogene auch fettabbauende Effekte haben und so bei Frauen im Wechsel in manchen Fällen durchaus auch zu einer Verminderung des Körperfetts führen können. An dieser Stelle bleiben noch einige Fragen ungeklärt und bedürfen zukünftig weiterer Untersuchungen.

Weitere Studien konnten zeigen, dass es bei Patienten, die Östrogenpräparate einnehmen, zu einer Verschlechterung des Kohlenhydrat-Stoffwechsels kommen kann. Dies erklärt man sich dadurch, dass das Wachstumshormon eine Art Insulinresistenz verursachen kann, d.h. dass das Insulin den Zucker im Blut nicht mehr ordnungsgemäß abbauen kann. Die Ergebnisse zeigten bei den Studienteilnehmern eine Abnahme der körpereigenen Insulinwirksamkeit um bis zu 40 %.

Die für die Figur günstige Wirkung des Wachstumshormons lässt sich aber auf unterschiedliche Weise herbeiführen. Denn: Die Fettverbrennung kann durch einen einzigen Anstieg des GH gesteigert werden! Und der tritt immer dann ein, wenn Sie Sport betreiben oder Ihr Blutzuckerspiegel niedrig ist.

TiPP

Wenn Sie unter einer Hormonersatztherapie stehen und grundlos am Gesäß oder an den Oberschenkeln Fett zunehmen, kann dies ein Zeichen einer zu hohen Hormondosis sein. Sprechen Sie mit ihrem behandelnden Gynäkologen darüber.

L-Arginin – eine Substanz, die dabei helfen kann, die körpereigene GH-Produktion zu steigern

Zu den Aufgaben des Hormons Somatostatin gehört die Unterdrückung unserer Wachstumshormonproduktion. Dem können wir entgegenwirken. Untersuchungsergebnisse zeigen, dass die tägliche Einnahme von 3 bis 6 g der Aminosäure L-Arginin die Ausschüttung dieses Hormons unterdrücken kann. Dies führt möglicherweise zu einer Unterstützung der körpereigenen Wachstumshormonproduktion. Nehmen Sie L-Arginin unmittelbar nach dem Sport ein!

Die Östrogenfalle

Ein gemeiner Teufelskreis: Östrogene fördern die Zunahme von Fettgewebe. Das neu entstandene Fett steigert dann wiederum die körpereigene Produktion von Östrogenen über die Fettzellen. Dies funktioniert folgendermaßen. In den Fettzellen steigt die Aktivität eines Enzyms namens Aromatase, was zu einer vermehrten Umwandlung von Testosteron zu Östrogen führt. Zusätzlich nimmt die Anzahl der Andockstellen (Rezeptoren), an denen Östrogen wirksam sein kann, in den Fettzellen zu, was abermals zu einer verstärkten Wirkung des Östrogens führt. Bei einem Östrogenüberschuss entsteht im Vergleich zum guten 2-Hydroxyestron vermehrt das schlechte 16-Hydroxyestron.

Wir müssen also erneut erkennen, dass die Hormone und das Fettgewebe auf mehreren Ebenen wirksam sind und unser Leben in Bezug auf die Figur manchmal nicht gerade leichter machen. Wir lassen uns aber nicht entmutigen, denn wir wissen damit richtig umzugehen.

Die richtige Ernährung für Ihre Östrogenbalance

Es gibt verschiedene Lebensmittel, die sich regulierend auf den Östrogenhaushalt auswirken können. Dazu gehören unter anderem die Lebensmittelinhaltsstoffe Flavone, Indole und die Bienenprodukte. Diese drei haben anti-östrogene Eigenschaften.

Das Flavon „Apigenin", welches in der Passionsfrucht oder der Kamille enthalten ist, hemmt die Aktivität der Aromatase, eben des Enzyms, das aus männlichen Hormonen weibliche macht und dadurch die Fettzunahme unterstützt. Ein weiteres Beispiel liefert das „Galangin" aus dem Harz der Bienen. Die sehr bekannten und gut untersuchten Omega-3-Fettsäuren gehören ebenfalls zur Gruppe der natürlichen Östrogenhemmer.

Zahlreiche Östrogenregler finden wir in allen Kohlgemüsesorten. Das „Diindolylmethan", eine aktive Komponente aus Brokkoli, Karfiol und anderen Kohlsorten, ist in der Lage, die Umwandlung von Östrogenen in das schlechte 16-Hydroxyestron zu hemmen.

Empfohlene Lebensmittel:

- Brokkoli
- Karfiol
- Kohlsprossen
- Kohlrabi
- Weiß- und Blaukraut

INFO

Beim Dünsten werden Östrogenhemmer frei! Bauen Sie diese Lebensmittel regelmäßig in Ihren Speiseplan ein und achten Sie auch auf die Zubereitungsart. Werden Sie schlank und bringen Sie so Ihren Hormonhaushalt auf Vordermann!

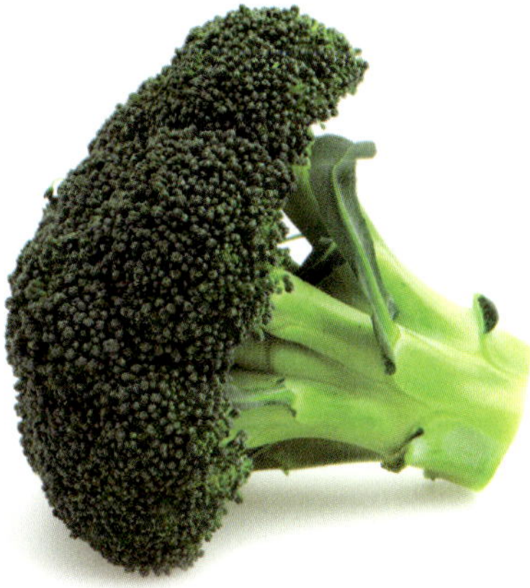
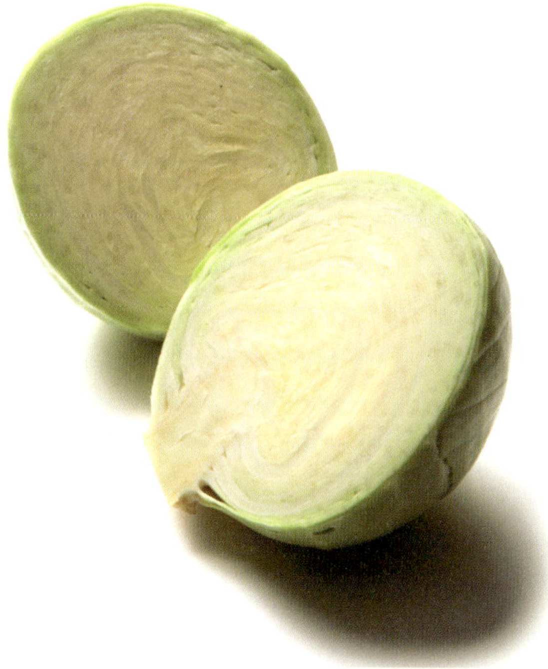
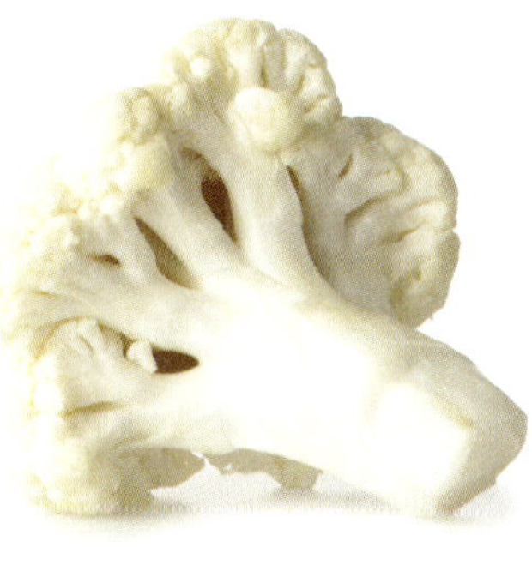
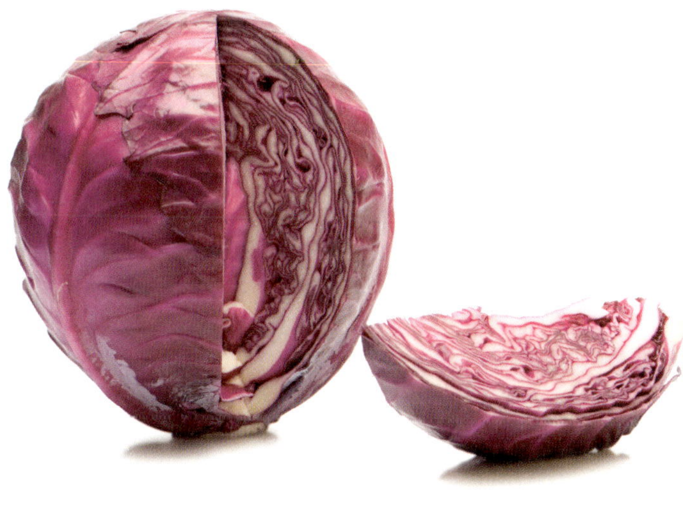

Die Bio-Burner: Natürliche Substanzen, die beim Abnehmen helfen können:

- *Chili*
- *Grüner Tee*
- *Zitronengras*
- *Curry*
- *Ingwer*
- *Grapefruit*

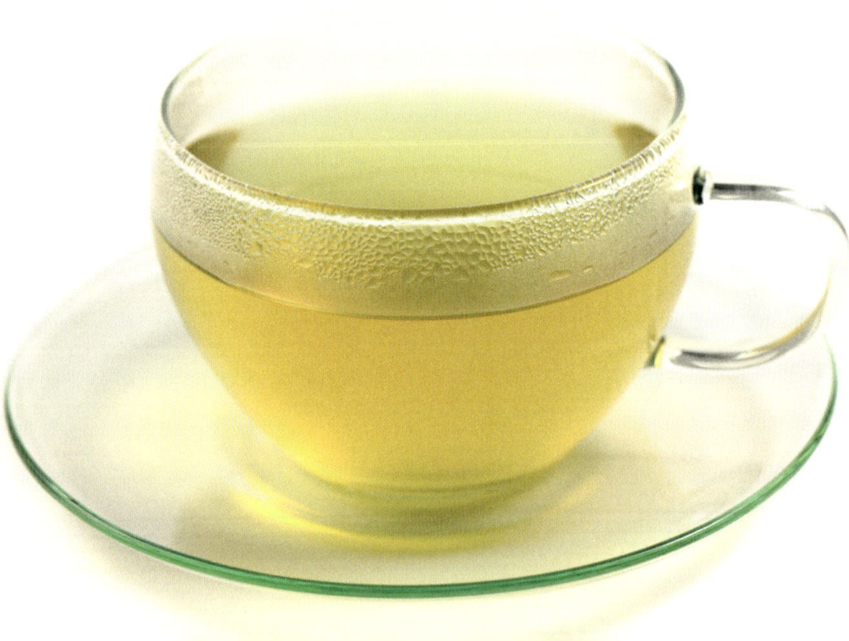

Stress im Wechsel – die Rolle von Progesteron, DHEA und Cortisol auf die Figur

Das Gelbkörperhormon Progesteron kann aufgrund seiner Rezeptorverwandtschaft mit dem Stresshormon Cortisol dieses in seiner Wirkung beeinflussen. Cortisol gehört zur Gruppe der Nebennierenrindenhormone und stimuliert ein Enzym, das für den Transport der Fette (Triglyzeride) in die Zellen verantwortlich ist. Es fördert somit die Fettzunahme. Andererseits kann es auch durch die Vermehrung bestimmter fettabbauender Rezeptoren das Körperfett zum Schmelzen bringen. Cortisol hat also eine ambivalente Wirkung.

Wenn der Alltagsstress zu groß wird, kommt es zu einer gesteigerten Cortisolausschüttung. Da der Wirkbereich des Cortisols hauptsächlich das Bauchfett betrifft, wird besonders in diesem Bereich die Zunahme der Fettdepots gefördert. Sie kennen das klassische Bild des gestressten Managers, der insgesamt einen ausgezehrten Eindruck macht, jedoch eine kleine „Kugel" am Bauch vor sich herträgt. Die Kugel kommt vom Cortisol.

Bei Frauen kann ein Übermaß an Cortisol teilweise durch Progesteron in Schach gehalten werden. Das Progesteron wirkt dem Cortisol entgegen und kann dieses in seiner Wirkung auf das Bauchfett ein wenig hemmen. Danke dem Eisprung – denn durch ihn wird das Gelbkörperhormon produziert.

Grundsätzlich kann man in Bezug auf den Wirkbereich von Hormonen folgende Einteilung treffen: Das Unterhautfett, also das Fettgewebe direkt unter der Haut, kann von den Androgenen vermindert werden. Das Fett, das sich in der Bauchhöhle sammelt (viszerales Fett) wird durch Cortisol vermehrt und stellt ein hohes Risiko für Herz-Kreislauf-Erkrankungen dar.

„Dehydroepiandrostendion" (DHEA) – ich hoffe Sie haben sich beim Lesen dieses Wortes nicht an der Zunge verletzt – gehört zu den Hormonen mit androgener Wirkung und wird ebenfalls in der Nebennierenrinde produziert. Hierbei handelt es sich auch um einen Gegenspieler des Cortisols, der das Bauchfett verringern hilft.

Der Bauch wird grundlos dicker – ein Zufall?

Wenn eine Frau in den Wechsel kommt, verändern sich ihre Hormone. In erster Linie stellen die Eierstöcke die Produktion des Gelbkörperhormons Progesteron ein, da es zu keinem Eisprung (Ovulation) mehr kommt. Somit verliert die Frau ihren „ersten" Cortisolgegner und damit einen wichtigen Verbündeten im Kampf gegen das Bauchfett. In weiterer Folge stellen die Eierstöcke die Östrogen- und schließlich auch die Produktion der männlichen Hormone (Androgene) ein. Manchmal bleibt übergangsweise eine Restfunktion der Eierstöcke erhalten.

Zusätzlich nimmt in den Wechseljahren auch die DHEA-Produktion der Nebennierenrinde ab, was zu einer Änderung des Verhältnisses zwischen dem DHEA und dem Cortisol zugunsten des Cortisols führt. Hier fällt nun auch der „zweite" Verbündete. Aus diesem Grund nehmen Frauen in den Wechseljahren auch häufig – aus ihnen unerklärlichen Gründen – am Bauch zu. Eigentlich aber nicht überraschend, da der Gehalt zweier Hormone, die die Frau in Bezug auf das Bauchfett tatkräftig unterstützen, in den „besten Jahren" stetig abnimmt.

Keine Chance dem Bauchfett – Sie schaffen das!

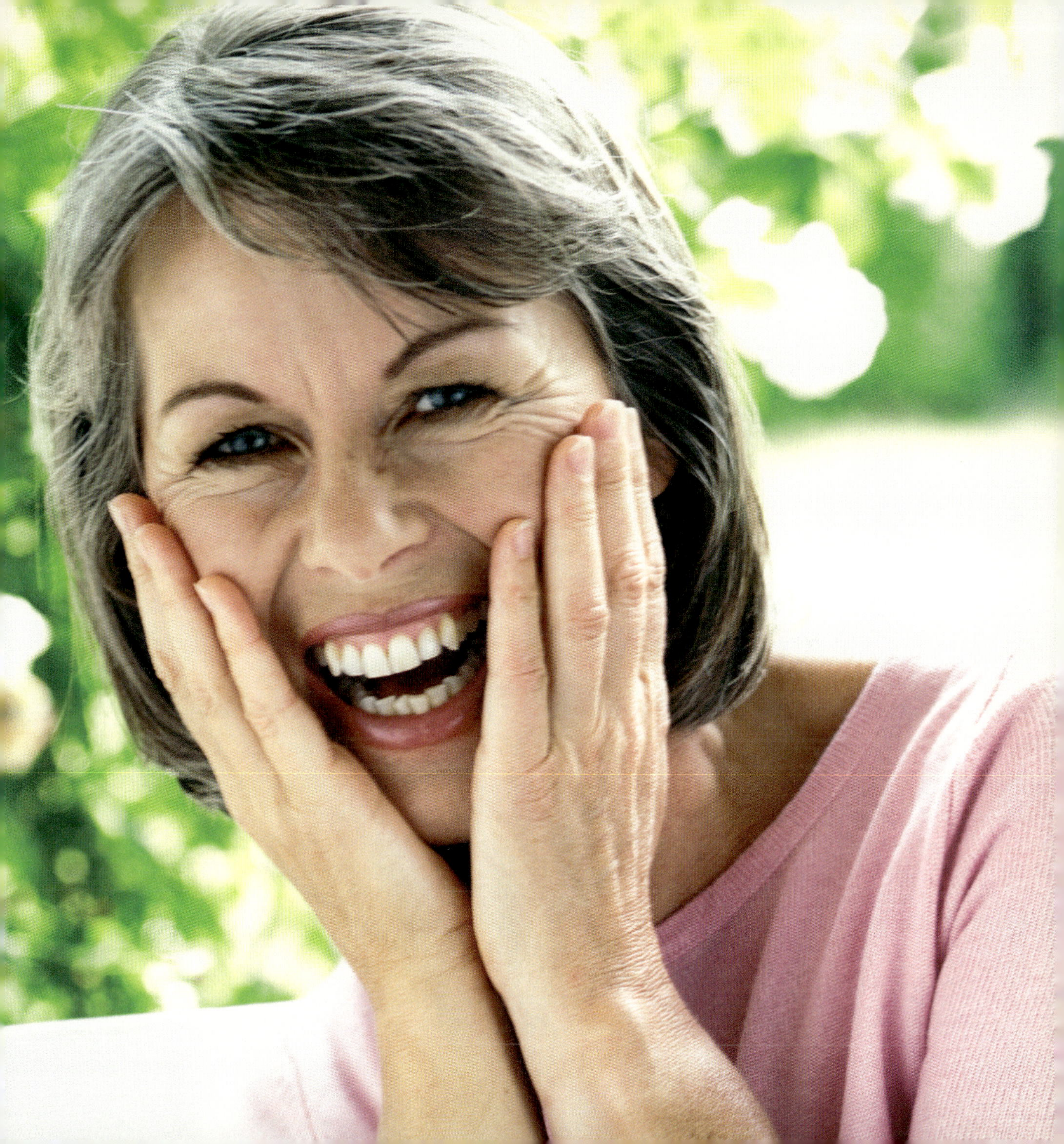

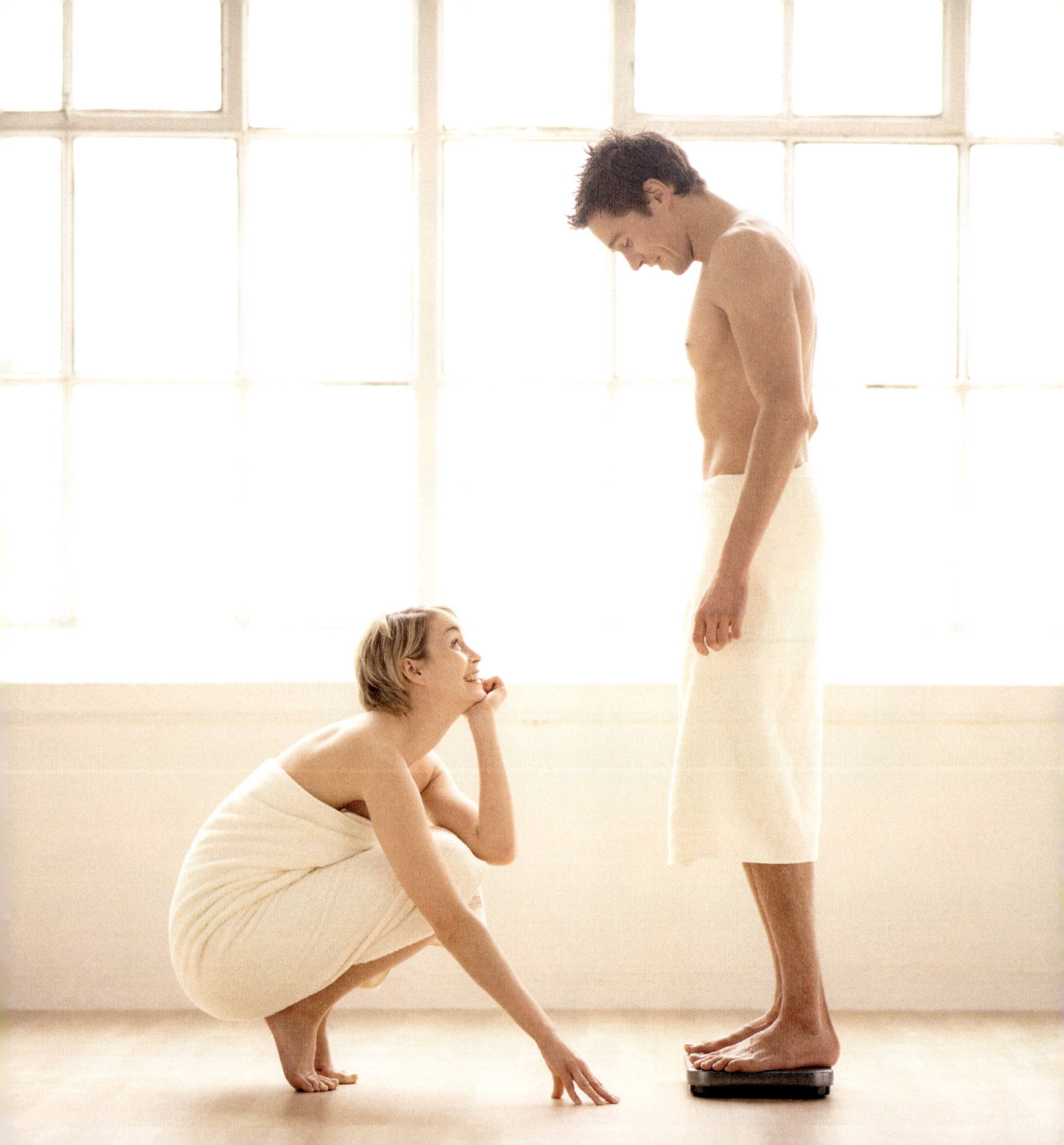

Die Androgene – des einen Freud, des anderen Leid

Die männlichen Hormone (Androgene) gehören zur Frau genauso wie die Östrogene zum Mann. Wir produzieren beide und brauchen auch beide. Androgene bewirken bei uns viele verschiedene Reaktionen. Sehr häufig leiden Frauen, die zu viele männliche Hormone im Blut haben, an unreiner Haut und sehen daher nur die Nachteile, die Androgene mit sich bringen können.

Der wohl bekannteste Vertreter der Androgene ist das Testosteron, welches bei der Frau unter anderem für das sexuelle Lustempfinden verantwortlich ist. Sie sehen also, meine lieben Damen, die Androgene haben sicher nicht nur Nachteile.

Sowohl das Testosteron als auch seine aktive Form, das Dihydrotestosteron (DHT), stimulieren ein bestimmtes Enzym, das für den Fettabbau zuständig ist. Zusätzlich kommt es durch die Androgene zu einer Vermehrung von Rezeptoren, die den Fettabbau unterstützen. Testosteron wirkt dabei speziell im Bauchbereich und agiert über zwei Wege: Einerseits regt es den Fettabbau (Lipolyse) an und andererseits hemmt es zusätzlich das Enzym Lipoprotein-Lipase (LPL), das für die Fettzunahme ursächlich ist. Somit zählt das Testosteron definitiv zu den „figurfreundlichen" Hormonen.

Bei einem Androgenmangel und einem damit verbundenen verminderten Fettabbau stehen dem Körper weniger freie Fettsäuren zur Verfügung. Dies kann zu Heißhungergelüsten auf Kohlenhydrate führen. Wegen der fehlenden muskelaufbauenden (anabolen) Wirkung der Androgene kann es bei einem Mangel zusätzlich zu einem Verlust von Muskulatur kommen. Dies würde sich wiederum nachteilig auf den Energiegrundbedarf auswirken, da Muskeln diesen entscheidend erhöhen.

Insulin – Freund oder Feind?

Prinzipiell sollte man sich die oben genannte Frage stellen. Muss man sie sich wirklich stellen? Die Anzahl der Zuckerkranken nimmt von Jahr zu Jahr stetig zu. Wie wir wissen, ist die Entstehung dieser Erkrankung immer mit Problemen unseres Insulinhaushaltes in Zusammenhang zu bringen. Somit sollte sich die Frage erübrigen und wir können zu einem Schluss kommen: Insulin ist unser Freund. Jetzt sage ich: Leider nicht, wenn es um die Figur geht.

Der Name Insulin kommt von den Inselzellen der Bauchspeicheldrüse (Pankreas), die das Insulin bilden. Das Hormon Insulin reguliert die Aufnahme von Zucker (Glukose) in die Körperzellen und wirkt dadurch blutzuckersenkend. Der natürliche Gegenspieler des Insulins ist das Hormon Glucagon. Die Bildung des Insulins ist ein komplexer Ablauf vieler Einzelschritte und ist stark zinkabhängig. Ein steigender Blutzuckerspiegel – ab cirka 4 mmol Glukose pro Liter Blut – führt zu einer Ausschüttung von Insulin mit der Konsequenz einer Blutzuckersenkung. Der Blutzuckerspiegel und die Insulinmenge beeinflussen sich wechselseitig im Sinne eines Regelkreises.

Die Wirkung von Insulin wird über die Bindung an Insulinrezeptoren auf der Zelloberfläche des Leber-, Muskel- und Fettgewebes vermittelt. Insulin beeinflusst den Kohlenhydratstoffwechsel durch mehrere Mechanismen.

Zu den wichtigsten Wirkungen des Insulins gehören:

- Die Beschleunigung der Glukoseaufnahme in Muskel- und Fettzellen
- Die Beschleunigung der Aufnahme von Aminosäuren und Kalium in Muskel- und Fettzellen
- Die Steigerung der Bildung von Triglycerid in der Leber und im Fettgewebe
- Die Anregung der Bildung von Glykogen und Glykogenspeicherung in Leber und Muskel
- Die Hemmung des Glykogenabbaus
- Die Hemmung der Neuproduktion von Glukose in der Leber
- Die Speicherung von Aminosäuren im Muskel
- Die Regulation des Zellwachstums

Nach dem Essen wird das Enzym Glukokinase in den Leberzellen aktiviert, wodurch die Glukose verwertet wird und die Leber nicht mehr verlassen kann. Der Blutzucker sinkt.

Die Kohlenhydrate, die wir in Form von Zucker, Brot, Nudeln, Reis, Kartoffeln usw. verzehren, gelangen sehr schnell als Glukose in den Blutkreislauf. Dieser Blutzucker versorgt das Gehirn und die Muskeln mit Energie. Allerdings wird nur ein Blutzuckerspiegel in sehr engen Grenzen toleriert. Steigt der Blutzuckerspiegel durch Kohlenhydrate aus der Nahrung über das obere Limit, sorgt Insulin dafür, dass der Überschuss zunächst in Leber oder Muskeln als Glykogen gespeichert wird. Glykogen entsteht durch die Vereinigung von zwei Molekülen Glukose und bildet dessen Speicherform. Die Aufnahmefähigkeit dieser Glykogenspeicher ist auf wenige hundert Gramm beschränkt. Was Sie darüber hinaus an Kohlenhydraten aufnehmen, wird durch Insulin direkt in die Fettzellen eingelagert.

Sind die Glykogenspeicher gefüllt – was bei einer kohlenhydratreichen Ernährung schnell vonstatten geht – bleibt für die überschüssigen Kohlenhydrate also nur ein Weg; nämlich der direkte Weg in die Fettdepots. Da Insulin wie beinahe alle Hormone in Paaren funktioniert, beeinflusst auch dieses Hormon seinen Gegenspieler das Glucagon negativ und hemmt so seine Ausschüttung und umgekehrt. Wenn wir Insulin als „Speicherhormon" betrachten, ist sein Gegenspieler Glucagon als „Freisetzungshormon" anzusehen. Glucagon leitet die Freisetzung von Fettsäuren aus den Körperdepots zur Energiegewinnung ein. Damit ist dieses Hormon ein willkommener Verbündeter im Kampf um weniger Körperfett.

Die Fettzellen verfügen über zwei Enzyme, die Fette transportieren, diese werden durch Insulin und Glucagon gesteuert. Die Lipoprotein-Lipase schleust freie Fettsäuren in die Fettzellen ein und deponiert sie dort. Das andere Enzym, Lipase genannt, setzt Fettsäuren aus den Speicherzellen in das Blut frei. Insulin stimuliert die Lipoprotein-Lipase und leitet so die Fettspeicherung ein, während Glucagon mit Hilfe der hormongesteuerten Lipase die Fettsäuren aus den Fettzellen löst. Bei einem hohen Insulinspiegel kann kein Speicherfett freigesetzt werden. Erst wenn der Insulinspiegel fällt, wird Glucagon aktiv und leitet die Fettverbrennung ein.

Insulin behindert die Fettverbrennung auch noch auf andere Weise. Neben den Muskeln setzen viele andere Organe wie das Herz, die Leber, die Nieren und die Lunge Fette zur Energiegewinnung ein. Dazu werden im Blut zirkulierende Triglyzeride durch Enzyme aufgespaltet und die dadurch freiwerdenden Fettsäuren mittels einer vitaminähnlichen Substanz namens L-Karnitin zu den Kraftwerken der Zelle (Mitochondrien) transportiert. Dort werden sie zur Energiegewinnung genützt. Insulin hemmt das Transportmittel L-Karnitin. So werden aus Fettsäuren wieder Triglyzeride gebildet, welche dann wieder in den Fettzellen gespeichert werden. Anstelle der Fette wird dann Glukose zur Energiegewinnung herange-

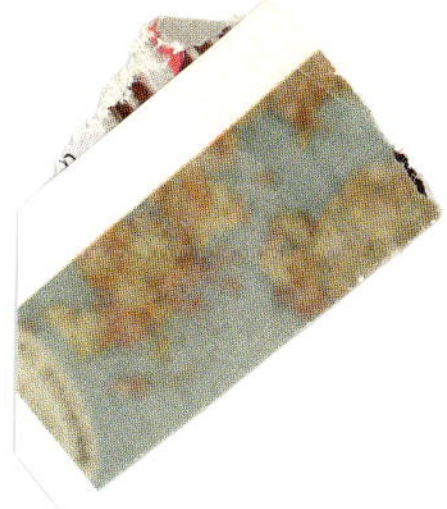

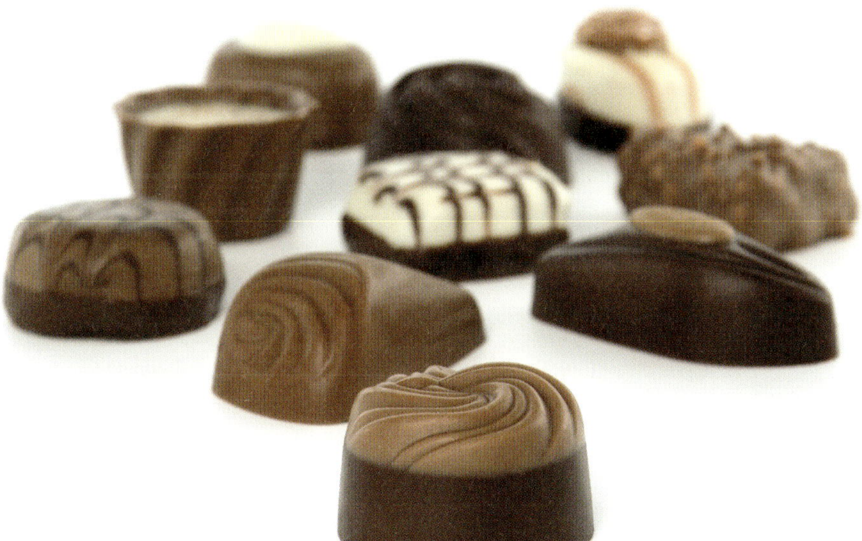

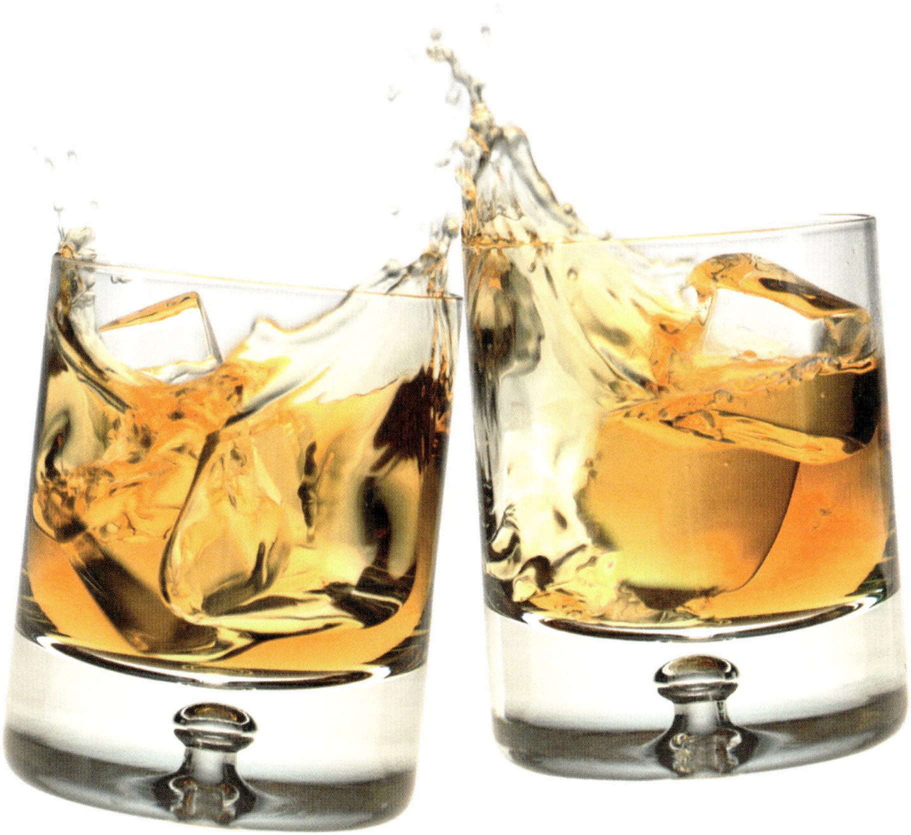

zogen. Bei kohlenhydratreicher Ernährung kann Insulin auch auf diese Weise den Abbau von Körperfett behindern. Erst wenn der Blutzuckerspiegel unter einen bestimmten Bereich fällt und keine neuen Kohlenhydrate verzehrt werden, schüttet die Bauchspeicheldrüse Glucagon aus. Dieses Glucagon setzt nun die in der Leber gespeicherte Glukose frei, sodass das Gehirn weiter kontinuierlich mit Blutzucker versorgt werden kann. Sobald die Glykogendepots in der Leber erschöpft sind, sorgt Glucagon dafür, dass Fettsäuren aus den Körperdepots freigesetzt werden. Dabei entstehen Ketonkörper, die für Gehirn und Muskulatur als Energiesubstrat zur Verfügung stehen.

Und was ist mit Alkohol?

Alkohol liefert nicht nur viele Kalorien, sondern regt zusätzlich die Aktivität des Ihnen bereits bekannten Enzyms Aromatase an. Dies führt im Organismus zu einer gesteigerten Umwandlung von Androgenen zu Östrogenen, was wiederum die Anlagerung und Vermehrung von Fettgewebe begünstigt!

Wenn Sie abends ausgehen und doch ein Gläschen trinken möchten, kann ich Ihnen ein paar Tipps geben, die den Schaden begrenzen:

- Verzichten Sie auf hochprozentige Getränke! Umso mehr Alkohol ein Getränk enthält, desto mehr Kalorien liefert es. Cocktails sind dabei reine „Figurkiller"! Ein Cocktail ist zwar nicht so wertvoll, aber so gehaltvoll wie eine kleine Mahlzeit!
- Verzichten Sie auf zuckerhaltige Beigetränke! Diese liefern zusätzlich unnötige Kalorien.
- Trinken Sie „Weißen Spritzer", wenn Sie keinesfalls auf Alkohol verzichten möchten. So bekommen Sie wenigstens ausreichend Flüssigkeit.

- Prosecco wäre figurtechnisch noch vertretbar, kann aber zu einer Steigerung Ihres Appetits führen!

Sie sollen wissen: Ein Gläschen am Abend wird Ihr Vorhaben abzunehmen nicht zunichte machen. Eines muss Ihnen dabei aber klar sein: Besser wäre es ohne!

Der Abend

Am Abend verändert sich der Hormonspiegel, was zu einem vermehrten Einschleusen von freien Fettsäuren in die Fettzellen führt. Dies passiert in großem Umfang, wenn Sie abends eine fettreiche Mahlzeit essen. Sollten Sie am Abend Kohlenhydrate essen, steigt mit dem Blutzuckerspiegel zeitgleich Ihr Insulinspiegel an. Insulin schleust vermehrt Glukose und freie Fettsäuren in die dafür vorgesehenen Depots. Zusätzlich bewirkt es eine Unterdrückung der Produktion des Wachstumshormons GH. Und genau dieses Hormon hilft uns ja beim Abnehmen.

Sollten Sie sich morgen Abend doch noch einmal für eine Pizza mit Käse und Salami entscheiden, so werden Sie wissen, dass Sie durch den Genuss der Kombination aus Kohlenhydraten und Fetten am Abend Ihren Stoffwechsel präzise auf eine Gewichtszunahme einstellen. Sie werden es sich zukünftig zweimal überlegen. Und das ist gut so, glauben Sie es mir.

Verzichten Sie aus diesem Grund auf Kohlenhydrate am Abend. Nur wenn Ihr Blutzuckerspiegel und damit auch Ihr Insulinspiegel gegen Mitternacht niedrig sind, kommt es zu einer maximalen Ausschüttung des Wachstumshormons und Sie kommen in den Genuss des fettabbauenden und muskelaufbauenden Effekts unseres stärksten Helfers beim Abnehmen. So können Sie sogar im Schlaf abnehmen!

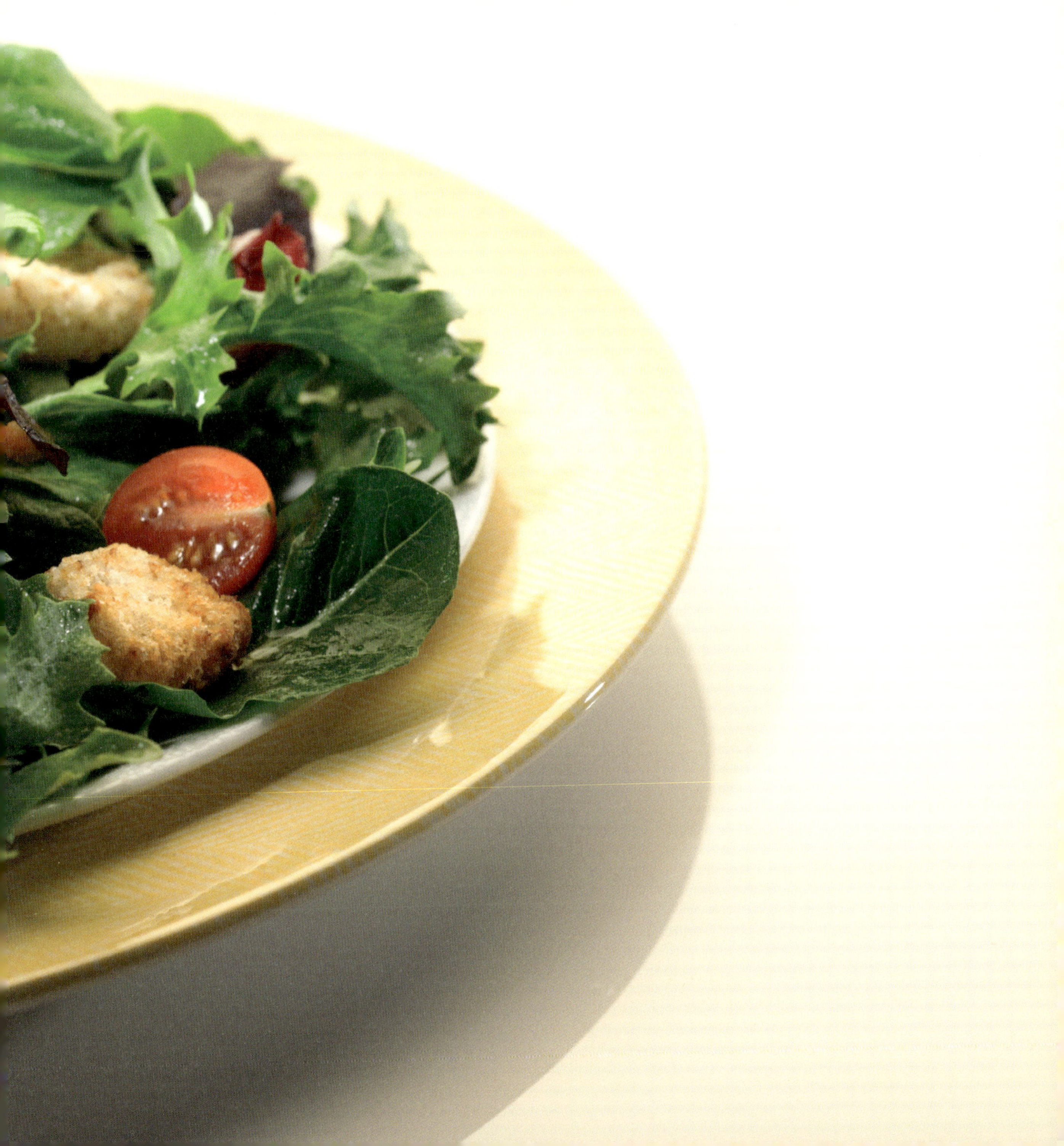

„Die 10 Gebote“ für „Abnehmer“ oder jene, die es werden wollen

1. *Entsorgen Sie alle fettreichen Lebensmittel aus Ihrem Haushalt! Wenn Sie nicht zu der Minderheit gehören, die beim Essen sehr diszipliniert ist, dann sorgen Sie dafür, dass Sie zu Hause keinerlei Verlockungen ausgesetzt sind. Dazu gehören vor allem alle Käsearten, sämtliches Knabbergebäck (z.B. Nüsse, Chips), Butter, Mayonnaise, Crème fraîche, Schlagobers, Sauerrahm, fette Fleisch- und Wurstwaren (z.B. Leberwurst).*

2. *Gehen Sie niemals hungrig einkaufen! Es werden sonst viele Lebensmittel in Ihrem Einkaufswagen landen, die da nichts verloren haben.*

3. *Stellen Sie sich in jede Ecke Ihrer Wohnung bzw. Ihres Arbeitsplatzes eine Wasserflasche. Trinken Sie mindestens 3 Liter Wasser am Tag. Das füllt den Magen und nimmt Ihnen für eine gewisse Zeit Ihr Hungergefühl.*

4. *Überschätzen Sie Ihren Energiegrundumsatz nicht! Viele Menschen sind irrtümlicherweise der Meinung, täglich große Mengen an Essen zu benötigen. Wenn Sie Leistungssportler sind oder sich in Ihrer Arbeit körperlich schwer betätigen müssen, haben Sie Recht. Sonst nicht!*

5. *Meiden Sie Zwischenmahlzeiten! Snacks zwischendurch bleiben uns über den Tag verteilt oft nicht in Erinnerung und werden ebenso wenig in die täglich verzehrte Menge der Lebensmittel einberechnet. Auch gesunde Snacks wie z.B. Trockenfrüchte haben viele Kalorien! Außerdem kommt durch die Zwischenmahlzeiten immer wieder zu einem Blutzuckeranstieg und der damit verbundenen Insulinausschüttung. Dies stört uns beim Abnehmen.*

„Die 10 Gebote" für „Abnehmer" oder jene, die es werden wollen

6. *Streichen Sie alle zuckerhältigen Getränke aus Ihrem Speiseplan.*

7. *Frühstücken Sie. Es gibt Studien, die belegen, dass Menschen, die frühstücken, seltener an Übergewicht leiden.*

8. *Essen Sie bewusst und kauen Sie langsam. Damit geben Sie Ihrem Körper die Chance Ihnen zu signalisieren, wann Sie satt sind und was Sie da auch wirklich gegessen haben.*

9. *Verzichten Sie auf Kohlenhydrate nach 17 Uhr. Ist der Blutzuckerspiegel in den späten Abend- und Nachtstunden niedrig, kommt es zu einer gesteigerten Ausschüttung des Wachstumshormons, das für die Fett- und Muskelverteilung in unserem Körper verantwortlich ist. Zusätzlich bleibt der Insulinspiegel niedrig. Damit haben Sie die ideale Hormonkonstellation zum Abnehmen.*

10. *Machen Sie Gemüse zu Ihrem Freund! Niemand muss hungern, um abzunehmen! Sie müssen nur die richtige Wahl treffen. Stellen Sie sich einen großen grünen Kopf Brokkoli vor und daneben 3 Stück Schokolade. Beide haben etwa gleich viele Kalorien!*

Vitamine & Co – Vitalstoffe für mehr Gesundheit oder sinnlose Geldinvestition?

Immer wieder stellen mir Freunde und Bekannte die folgende Frage: „Sag mal Christian, soll ich jetzt Vitamine nehmen oder bringt das alles nichts?"

Ich antworte dann: „Wenn du in der glücklichen Lage bist, ein stressfreies Leben zu führen und dich auch noch gesund ernährst, kannst du wahrscheinlich darauf verzichten. Bedenke jedoch, die Investition von 1 bis 2 Euro am Tag für Mikronährstoffe, die dein Immunsystem unterstützen und dadurch deine Gesundheit verbessern, zahlt sich vielleicht an genau dem Tag aus, an dem deinem Immunsystem die eine Krebszelle durch die Lappen gegangen wäre ohne die Unterstützung von Nahrungsergänzungsmitteln. Diesen Tag wirst du aber nicht erkennen."

„Protein Power"

Kaufen Sie sich ein hochqualitatives Proteinkonzentrat, um Ihnen eine ausreichende Eiweißzufuhr zu sichern. Konsumieren Sie täglich einen Proteinshake statt einer Mahlzeit oder eines Desserts. Ihr Körper besteht überwiegend aus Eiweiß (Aminosäuren) und Wasser. Also geben Sie ihm, was er braucht. Proteinshakes sättigen sehr lange, belasten dabei aber nicht und eignen sich somit sehr gut, wenn man abnehmen will. Zusätzlich kann eine regelmäßige und ausreichende Zufuhr von Eiweiß das Risiko, unter einer Diät wertvolle Muskulatur zu verlieren, senken.

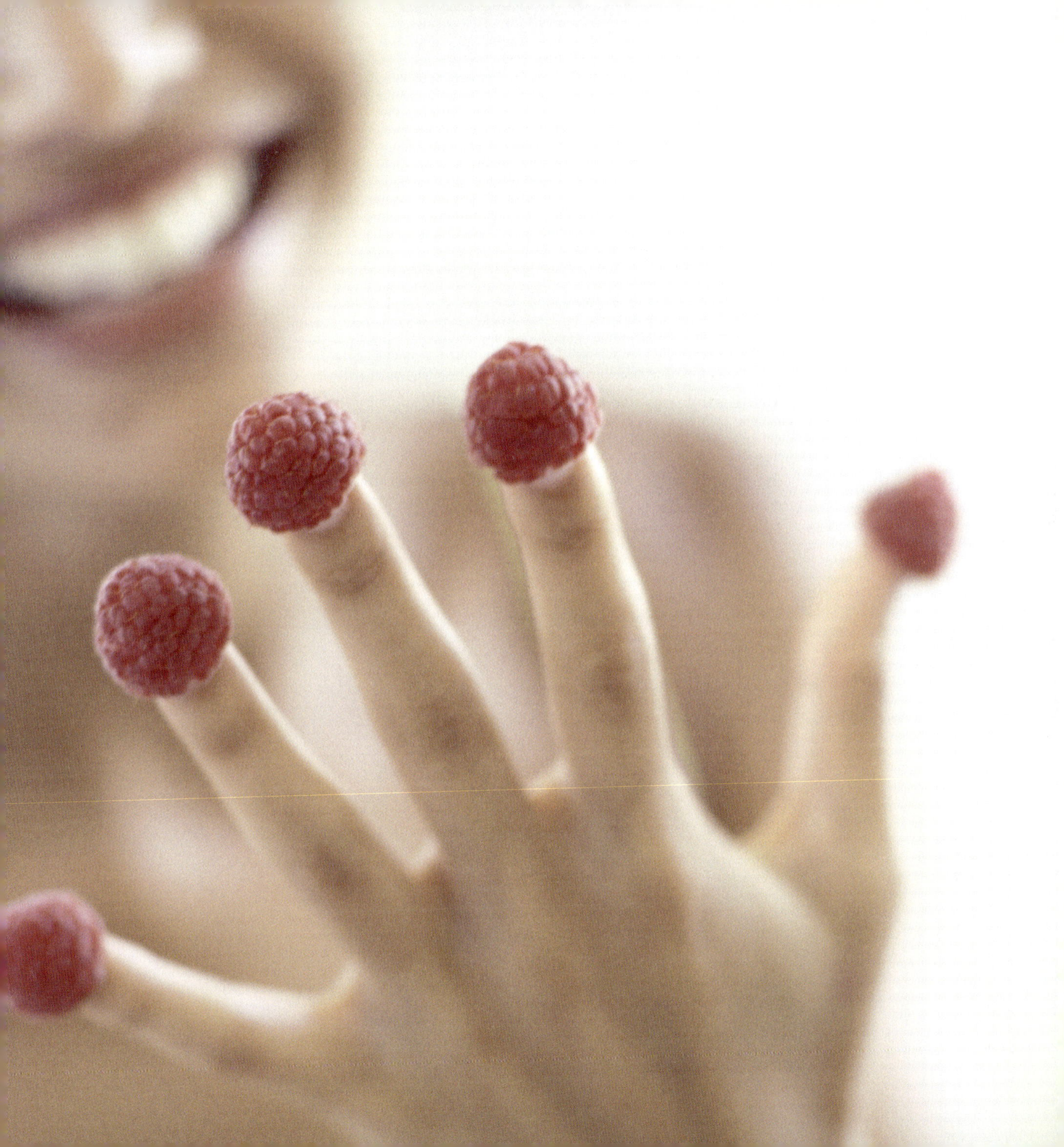

So muss jeder für sich selbst entscheiden, ob er diese Investition in seine Gesundheit tätigen will oder nicht. Denn selbst wenn Sie fest davon überzeugt sind, dass Sie sich sehr gesund ernähren und das auch wirklich tun, haben Sie noch lange nicht die Gewissheit, dass in den Lebensmitteln, die Sie essen, auch wirklich die Nährstoffe enthalten sind, die Sie sich erhoffen. Denken Sie einmal drüber nach.

Neben dem Bereich der Prävention gibt es zahlreiche weitere Anwendungsgebiete, wo der Einsatz von Mikronährstoffen sehr gute Erfolge mit sich brachte. Eines steht fest: Das Feld der Vitalstoffmedizin (Orthomolekulare Medizin) ist ein sehr umstrittenes und viel diskutiertes. Es gibt eine Vielzahl von Studien, die die Wirksamkeit und Sinnhaftigkeit von Nahrungsergänzungsmitteln belegt.

Es gibt aber ebenso Studien, die durchaus mit Skepsis und Aufmerksamkeit studiert werden müssen, da deren Resultate genau das Gegenteil beweisen. Man muss sich also intensiv mit diesem Gebiet auseinandersetzen, um sich ein Bild über den sinnvollen und sinnlosen Einsatz von Mikronährstoffen machen zu können. Diesbezüglich empfehle ich Ihnen dringend, einen Experten auf diesem Gebiet aufzusuchen und sich beraten zu lassen, bevor Sie auf eigene Faust Geld in Nahrungsergänzungsmittel investieren und dann Ihre Erwartungen vielleicht nicht erfüllt werden.

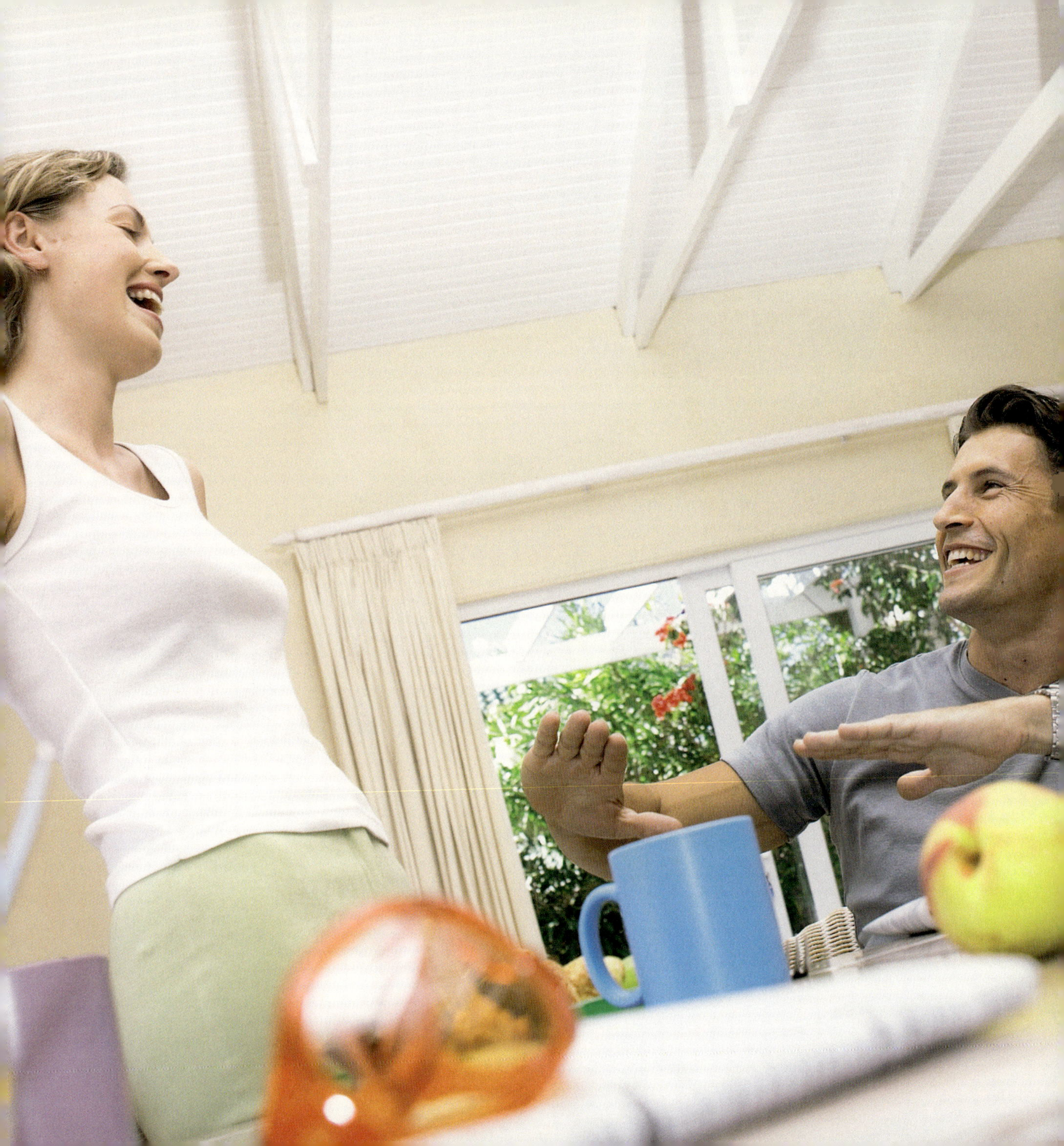

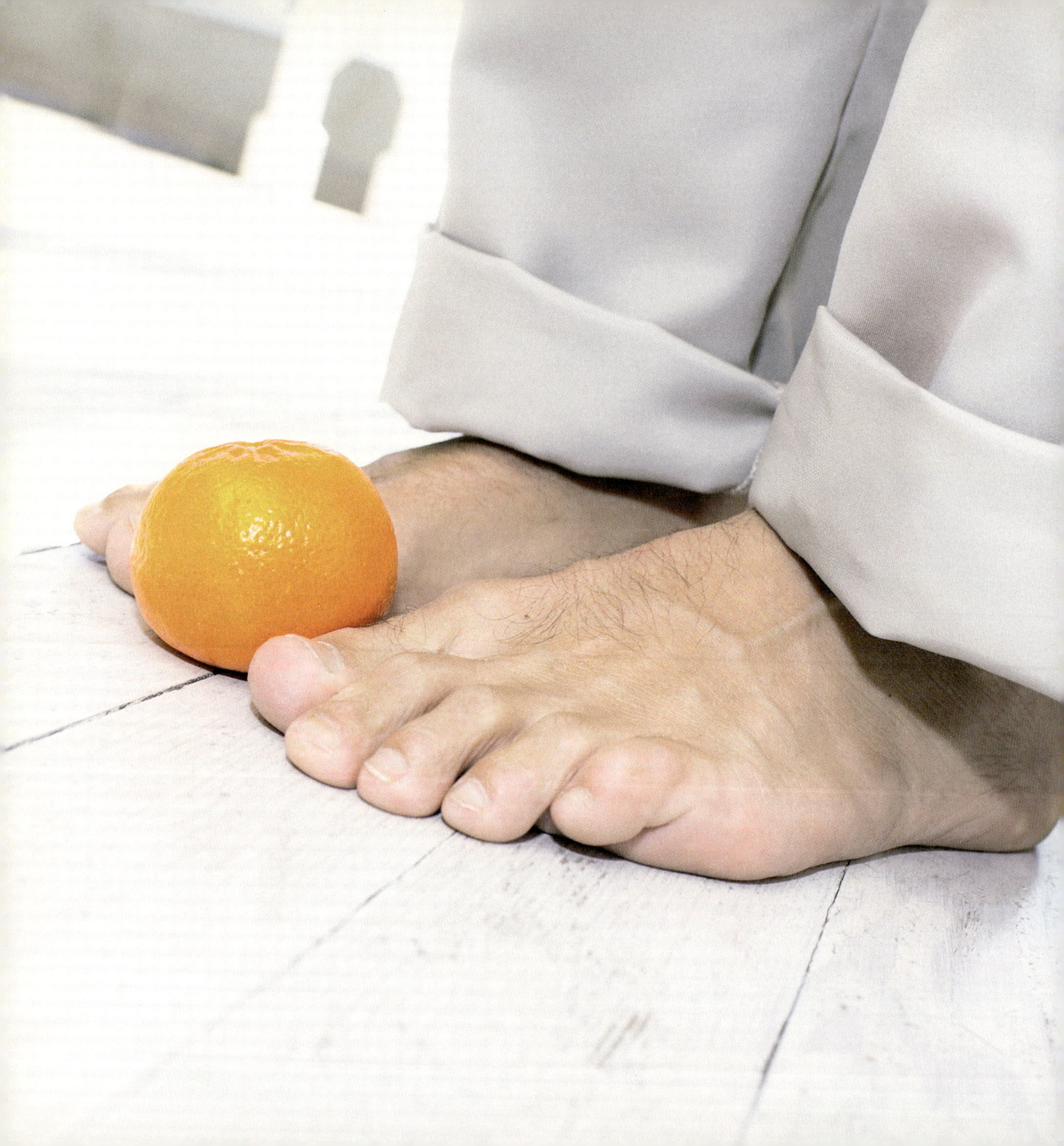

Matthais Boom (Best of Orthomolecular Medicine)

1. Omega-3-Fettsäuren (Fischölkapseln)

Wirkungen: *Schützen das Herz (Rhythmusstörungen, Herzinfarkt), halten das Blut flüssig (gegen Thrombosen), wirken entzündungshemmend (z.B. Rheuma), senken die Triglyzeride, können dabei helfen, Allergien und Autoimmunerkrankungen zu unterdrücken, sind wichtig für die Gehirnentwicklung und die Sehkraft bei Säuglingen und können bei Alzheimer hilfreich sein.*

Dosis: *1 – 2 g pro Tag*

Natürliches Vorkommen: *z.B. in Hering, Lachs, Makrele, Thunfisch, Sardinen*

Die pflanzliche Variante: Alpha-Linolensäure, z.B. in Leinsamen, Rapsöl, Walnüssen und Sojaöl

2. L-Arginin (Aminosäure)

Wirkungen: *Fördert die Wachstumshormonproduktion, hemmt das Verkleben der Blutplättchen (gegen Thrombosen), kann gegen Bluthochdruck wirken und steigert die Durchblutung durch den Einfluss auf die NO (Stickstoffmonoxid)-Synthese.*

Dosis: *3 – 6 g pro Tag (unmittelbar nach dem Sport einnehmen)*

Natürliches Vorkommen: *Nüsse, Sojabohnen, Meeresfrüchte, Hühnerfleisch*

3. Magnesium (Mineralstoff)

Wirkungen: *Fördert die Funktion von Muskulatur und Nerven.*

Dosis: *300 mg pro Tag*

Natürliches Vorkommen: *Vollkornprodukte, Nüsse, Gemüse, Obst*

4. Zink (Spurenelement)

Wirkungen: *Antioxidans und Bestandteil vieler Enzyme (Hormonhaushalt)*

Dosis: *20 mg pro Tag*

Natürliches Vorkommen: *Rotes Fleisch, Fisch, Meeresfrüchte (Austern), Nüsse, Milchprodukte, Vollkornprodukte*

5. L-Karnitin (vitaminähnliche Substanz)

Wirkungen: *Wichtige Rolle im Fettstoffwechsel, im Energiehaushalt und bei der Regeneration*

Dosis: *2 g pro Tag*

Natürliches Vorkommen: *Rotes Fleisch (insbesondere Lammfleisch)*

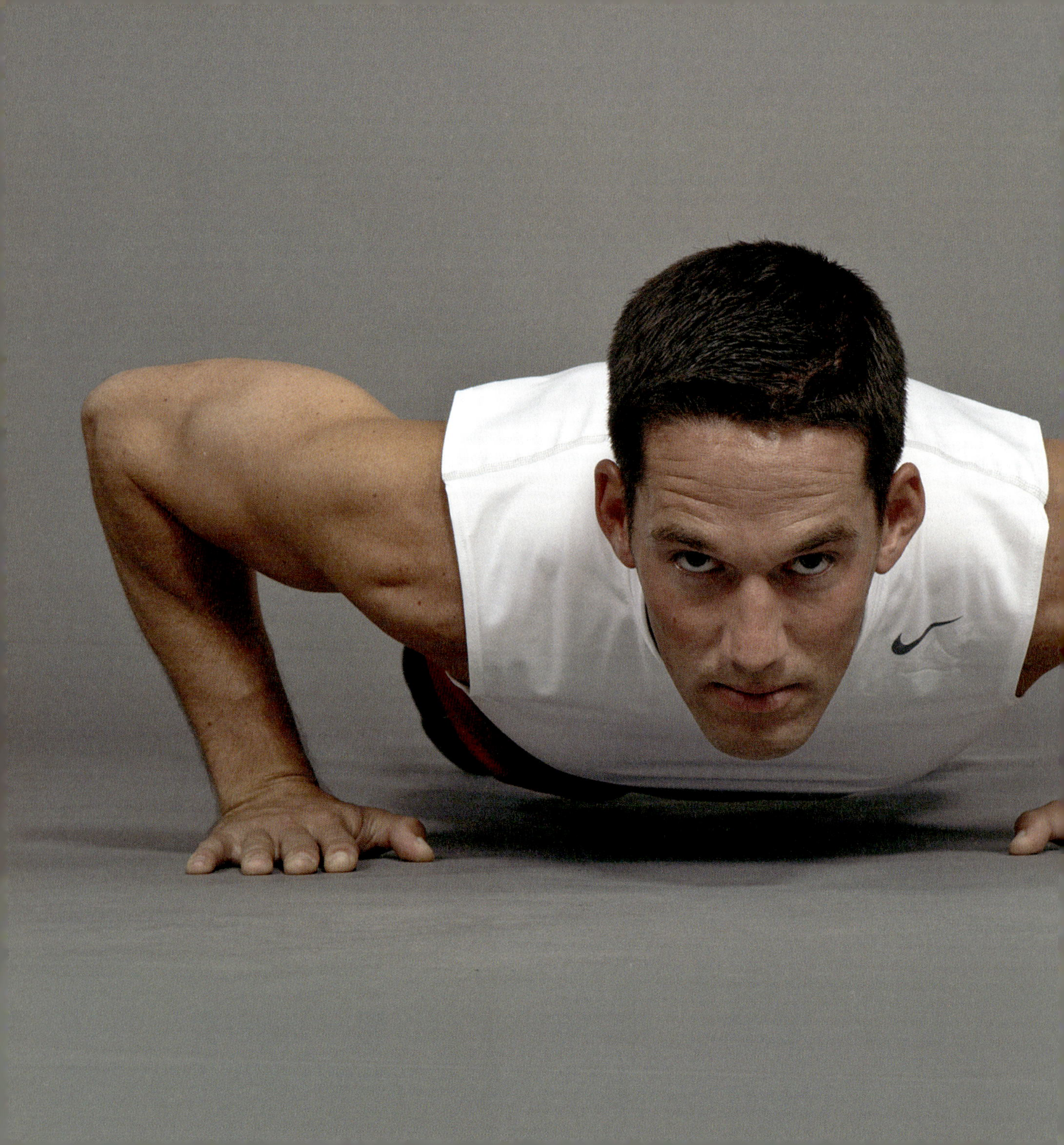

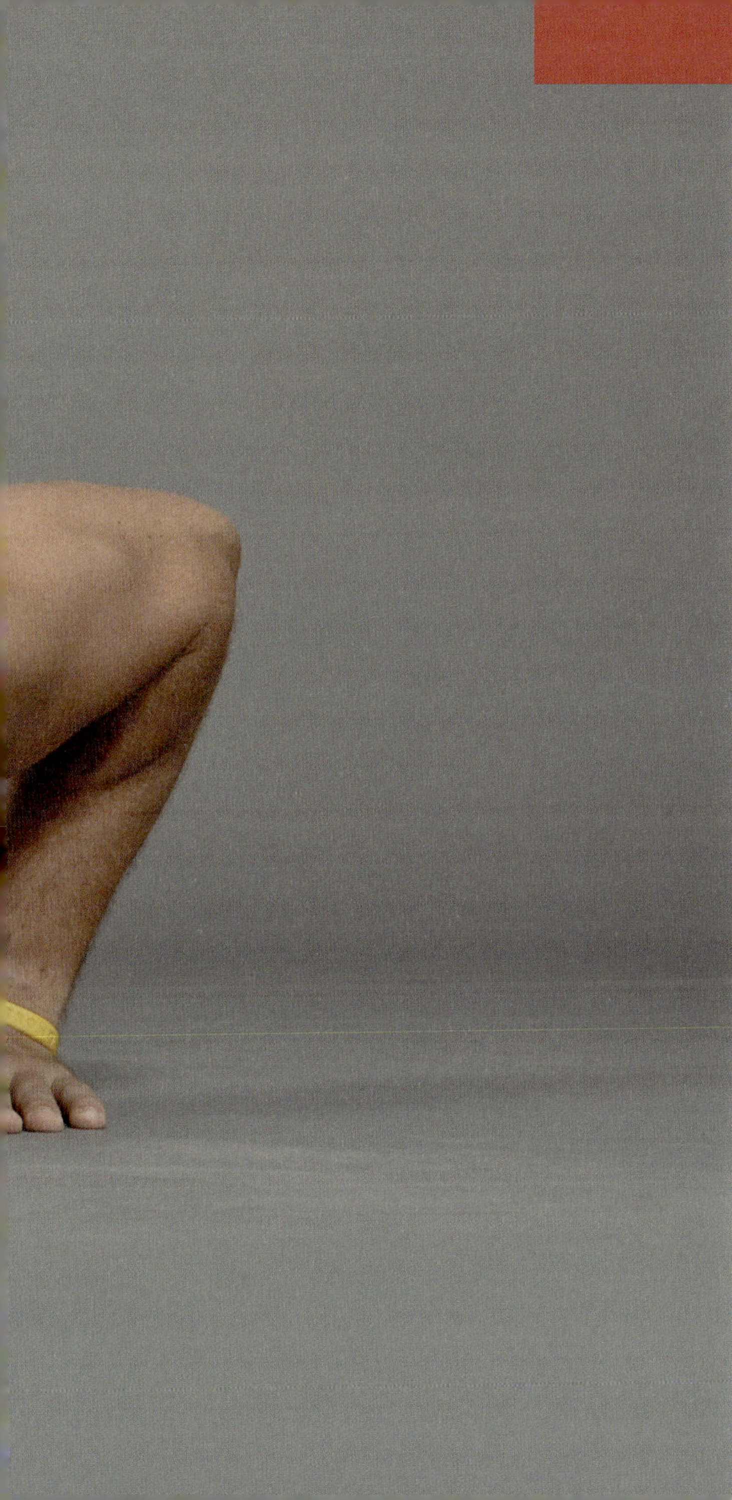

„A sweat
a day
keeps
the doctor
away."

Christian Matthai

Fokussieren Sie!

Einer der wichtigsten Faktoren für Ihren sportlichen Erfolg ist die Art und Weise, wie Sie Ihr Training gestalten. Führen Sie die Übungen stets bewusst, korrekt und in Ruhe aus. Ein ganz entscheidender Faktor für die Erfüllung Ihrer Trainingsziele ist das Fokussieren der gerade trainierten Muskelgruppe.

Versuchen Sie sich beim Ausführen von Übungen, bei denen einzelne Muskelgruppen beansprucht werden, mental auf diesen bestimmten Muskel zu konzentrieren. Fokussieren Sie diesen und leiten Sie all Ihre Energieflüsse dorthin. Stellen Sie sich die Partien der Oberschenkel vor, die Sie gerade trainieren möchten. Spüren Sie die Spannung. Spüren Sie den angenehmen Schmerz der Belastung. Fühlen Sie Ihr Leben. Durch diese meditative Fokussierung kann man das Vorbeitrainieren am Zielmuskel verhindern, gezielt Nervenimpulse lenken und so die Trainingseffektivität steigern und schneller das angesteuerte Ziel erreichen.

Führen Sie Übungen immer bewusst aus und achten Sie auf Ihre Körperhaltung. Wahren Sie stets Ihre Körperspannung. Atmen Sie ruhig und bewusst bei der Entspannung ein und bei der Anspannung, also der Belastung, aus. Versuchen Sie Ihr Körpergefühl zu optimieren. Ja, ich möchte beinahe sagen, zelebrieren Sie jede einzelne Übung und genießen Sie das „Gefühl danach".

Wenn Sie sich das verinnerlichen, wird sich schon nach kurzer Zeit ein Automatismus einstellen, der Sie durch die regelmäßige körperliche Betätigung unter Garantie zu einem glücklicheren Menschen macht. Kommen Sie wieder in Einklang mit Ihrem Körper und Ihrer Seele.

Sport ist Mord – Blödsinn! Ich sage: „Use it or loose it"! Denn Muskeln, die wir nicht benutzen, werden irgendwann verkümmern.

Eines ist klar: Im Grunde ist es egal, was Sie machen, Hauptsache, Sie betreiben überhaupt Sport. Immer wieder werde ich von meinen Patienten gefragt, welche denn die besten Sportarten oder Übungen wären. Worauf ich dann immer antworte: Mir ist nur wichtig, dass Sie Sport machen. Wählen Sie die Sportart aus, die Ihnen am meisten Spaß macht. Denn nur dann werden Sie so viel Sport betreiben, wie ich und Ihre Gesundheit es uns wünschen. Wie viel ist das denn? Sie haben die Zahl in einem Text zuvor schon mal gelesen. Jawohl.

Sportmedizinische Untersuchungen zeigen, dass 2000 kcal pro Woche zusätzlich durch körperliche Betätigung verbrannt den größten Nutzen bringen. Gehen wir also davon aus, dass Sie in einer Stunde Sport durchschnittlich 500 kcal verbrauchen, so würden wir auf vier Stunden Sport in der Woche kommen. Einfach jeden zweiten Tag eine Stunde. Sie werden sehen, Sie schaffen das. Und nicht nur das. In wenigen Monaten werden Ihnen vier Stunden zu wenig sein. Vertrauen Sie mir.

Natürlich gibt es Sportarten, die anstrengender sind und dadurch effektiver im Verbrennen überschüssiger Pfunde als andere. Es wird Ihnen einleuchten, dass Laufen in Bezug auf das Intensitätsniveau über dem Golfen steht. Wenn Sie aber nun nicht laufen wollen und gerne golfen gehen, werde ich mich hüten, Ihnen das auszureden.

Also noch einmal. Aus der Praxis weiß ich: Nur was auch anwendbar ist, macht Sinn. Nun kommen wir schon zum nächsten Punkt. Viele Menschen meiden Fitnesscenter aus verschiedenen Gründen. Ich persönlich bin ein großer Fan von Fitnesscentern. Zum einen ist man immer vom Wetter unabhängig. Die erste

Ausrede, sofern man nach einer sucht, fällt hier schon weg. Andererseits trainiert man in einer Gruppe von sportlichen Menschen oder solchen, die gerne welche werden möchten. Das motiviert und kann zu einer guten Gruppendynamik führen. Und nicht zuletzt wegen der Wichtigkeit von Kräftigungsübungen für unsere Gesundheit. Sportmediziner wissen aus zahlreichen Studien, dass ein kombiniertes Kraft-Ausdauertraining mit Abstand am effektivsten und sinnvollsten ist. Bedenken Sie Folgendes: Die Spannung und die Form der Figur lässt mit dem Alter nach, selbst wenn Sie ganz schlank bleiben. Zusätzlich verlieren Sie von Jahr zu Jahr einen kleinen Teil Ihrer in der Jugend erworbenen Muskulatur und damit auch Ihrer Mobilität. Eine Einschränkung in der Beweglichkeit ist somit sicher nicht alleine auf das Alter zurückzuführen, sondern mitunter bedingt durch den Verlust an Muskelmasse. Es gibt genug 70-Jährige, die Ihnen das Gegenteil beweisen können – nur, diese Menschen haben sich ihr Leben lang regelmäßig bewegt. Tun Sie es auch!

Welcome to MATTHAIS BOOTCAMP

Hier ist die Lösung für alle Fitnesscenter-Muffel. Sie müssen weder viel Geld noch viel Zeit investieren, um Matthais 10 Favoriten in Ihren Lebensalltag zu integrieren. Ich habe aus meinen mittlerweile 15 Jahren Fitnesscenter-Erfahrung die effektivsten und einfach nachvollziehbare Übungen für zuhause ausgesucht. Diese Übungen zielen auf spezielle Problemzonen ab, kräftigen zusätzlich die gesamte Rumpfmuskulatur und ergeben so das ultimative Sportprogramm für Ihre persönliche Traumfigur – und das alles bequem zuhause. Nützen Sie Ihre Chance! Beginnen Sie gleich heute.

Wenn Sie über 40 Jahre alt sind, vor vielen Jahren das letzte Mal Sport betrieben haben oder an einer Erkrankung des Herz-Kreislauf-Systems leiden, sollten Sie sich vor Beginn einer sportmedizinischen Vorsorgeuntersuchung unterziehen.

Bei einer sportmedizinischen Voruntersuchung sollten folgende Untersuchungen durchgeführt werden:

1. Anamnese
2. Medizinischer Status
3. EKG, Blutdruck, Puls
4. Spirometrie (Lungenfunktion)
5. Ergometrie
6. Laborkontrolle

Was Sie alles brauchen:

- eine **Gymnastikmatte**
- einen **Gymnastikball** angepasst an Ihre Körpergröße
- mindestens einen Satz **Hanteln** Ihrem Leistungsniveau entsprechend (Ich empfehle für den Anfang 1- oder 2-kg-Hanteln)

Zusätzlich brauchen Sie Motivation, Energie, gute Musik (was halten Sie von der „Rocky"-Filmmusik?) und ein festes Ziel vor Augen. Glauben Sie an sich. Ich tue es!

Matthais ultimatives „Home Made Workout" im Überblick:

1. *Liegestütz*
2. *Kniebeugen*
3. *Bauch seitlich*
4. *Gesäß*
5. *Rücken*
6. *Beinbizeps/Beckenboden/Gesäß*
7. *Trizeps*
8. *Schulter*
9. *Bauch oben*
10. *Bauch unten*

So wird's gemacht:

- Knien Sie sich im Vierfüßlerstand auf Ihre Matte. Setzen Sie Ihre Hände exakt parallel zueinander, in einem Abstand etwas mehr als Ihre Schulterbreite, auf der Höhe Ihrer Brust auf der Matte auf.

- Bringen Sie Ihren Körper nun in eine gestreckte Position (180°), sodass Ihre Knie den Kontakt zum Boden verlieren. Brettstellung. **Wichtig:** Heben Sie Ihr Gesäß etwas an. Sie dürfen im Kreuzbereich auf keinen Fall durchhängen. Spannen Sie den gesamten Körper an (vor allem Bauch!). Kneifen Sie zusätzlich Ihre Pobacken ganz fest zusammen.
  Vergessen Sie niemals – Sie wollen in kürzester Zeit so effektiv wie möglich trainieren, um so viel wie möglich zu verändern!

- Halten Sie die Körperspannung. Halten Sie den Hals gerade um Nackenschmerzen zu vermeiden. Sollten Sie keine Probleme im Bereich der Halswirbelsäule haben, können Sie den Kopf in den Nacken legen und den Blick nach vorne richten (siehe Abb.). So kommen Sie mit der Brust noch weiter in Bodennähe. Senken Sie durch Beugen Ihrer Arme die Brust so weit ab, bis knapp vor der Berührung der Matte. Die Ellenbogen sind nach hinten gerichtet und sollen nicht auf die Seite zeigen. Sie bleiben also körpernah. Beim Absenken des Körpers atmen Sie ein, beim Durchdrücken der Arme atmen Sie aus. Achten Sie darauf, dass Sie Ihre Arme ganz durchstrecken, um den Trizeps vollkommen zu beanspruchen.

INFO

Der Liegestütz gehört zu meinen Lieblingsübungen und zählt seit vielen Jahren zu den Klassikern der Fitnessübungen. Sie benötigen für die Durchführung dieser Übung nichts außer Ihrem eigenen Körper. Durch die große Variabilität in seiner Ausführung eröffnen sich viele Einsatzmöglichkeiten mit der Konzentration auf die verschiedensten Muskelgruppen.
In Abhängigkeit von der Art, wie Sie Ihre Hände am Boden platzieren oder in welchem Winkel und Abstand Sie sie zueinander positionieren, ergibt sich eine Vielzahl an unterschiedlichen Übungen.
***Tipp:** Umso größer der Abstand Ihrer Hände, desto mehr belasten Sie die äußere Brustmuskulatur. Verringern Sie den Abstand, so werden die Brustinnenseite und Ihr Trizeps mehr beansprucht.*

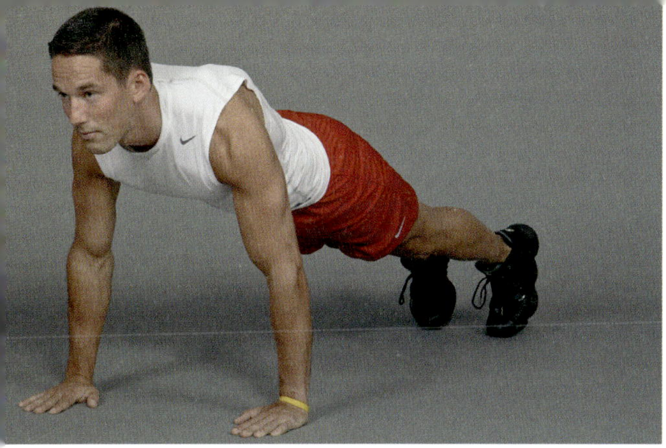

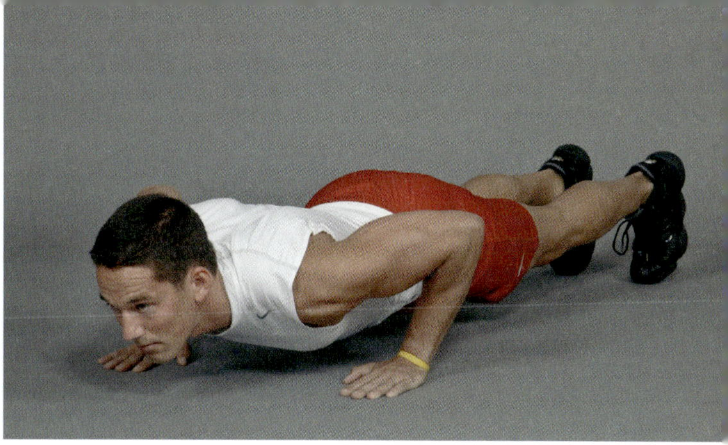

I. PUSH UP YOUR LIFE – Der Liegestütz

Hauptsächlich beanspruchte Muskelgruppen: Brust, Rücken, Trizeps, Schultern, Bauch

Problemzone: Hängende Oberarme, Straffung der Brust

Wie oft? 3 Durchgänge mit je 10 – 20 Wiederholungen

Für Frauen: *Dieselbe Übung – die Knie bleiben auf der Matte.*

Für Anfänger: *Stützen Sie sich gegen die Bettkante oder die Kante eines stabilen Möbelstücks und machen Sie da Ihre Liegestütze.*

Für Fortgeschritte: *Erschweren Sie die Übung, indem Sie Ihre Füße auf einer Anhöhe platzieren (z.B. Bettkante).*

Für Hardliner: *Stützen Sie Ihre Hände seitlich auf den Gymnastikball und machen so Liegestütze.*

So wird's gemacht:

- Nehmen Sie sich eine 1-kg-Hantel. Umgreifen Sie die Hantel mit beiden Händen und strecken Sie Ihre Arme nach vorne und halten Sie sie parallel zum Boden.

- Positionieren Sie Ihre Füße in einem Abstand zueinander, der knapp Ihrer doppelten Schulterbreite entspricht. Richten Sie Ihre Zehenspitzen in einem 45°-Winkel nach außen. Körperspannung.

- Senken Sie das Gesäß nach hinten unten, bis Ihre Oberschenkel parallel zum Boden stehen. Verharren Sie einen Bruchteil einer Sekunde in dieser Position und drücken sich dann langsam wieder nach oben durch, bis Ihre Beine ganz durchgestreckt sind und Ihr Gesäß die volle Spannung erfährt. Sie müssen Ihr Gesäß in der Endposition richtig spüren, nur dann machen Sie die Übung richtig.

Wichtig: Achten Sie darauf, dass ihr Rücken immer gerade bleibt und halten Sie permanente Körperspannung mit besonderem Augenmerk auf Ihren Bauchbereich.

Für Hardliner

Steigern Sie das Gewicht der Hantel und bleiben Sie für einige Sekunden in der gebeugten Stellung – Ihre Fettpölsterchen werden schmelzen!

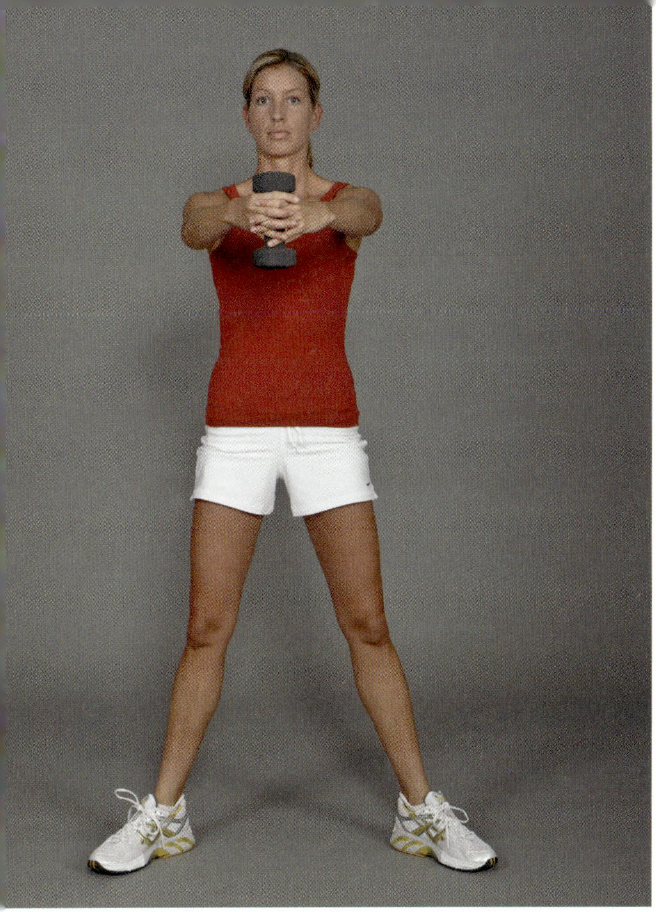

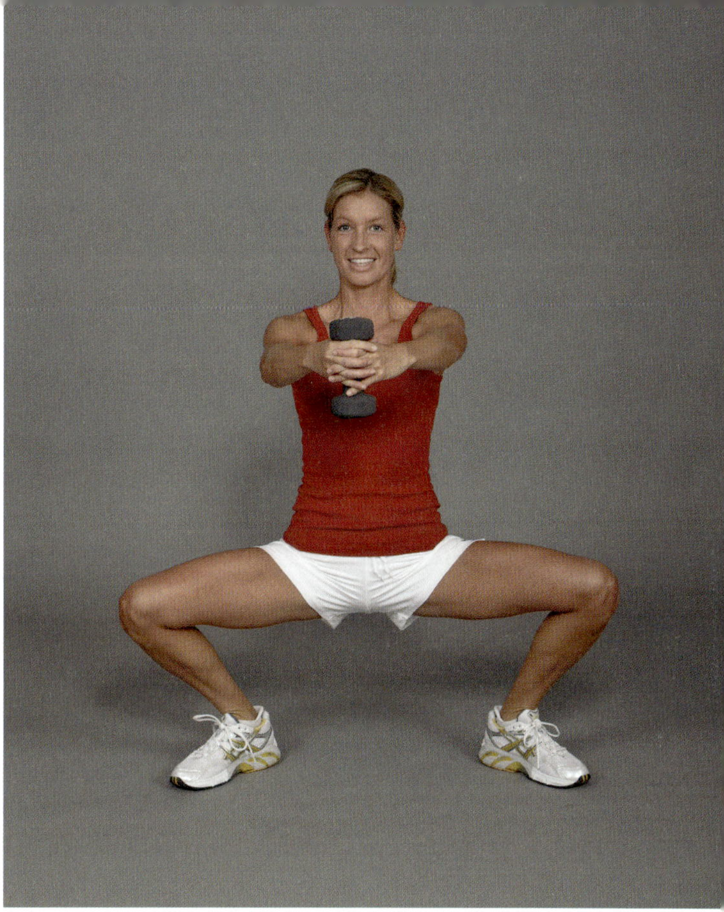

II. UP AND DOWNS – Die „Reiterhosen"-Kniebeuge

Hauptsächlich beanspruchte Muskelgruppen: Gesäß, Oberschenkel, Bauch, Rücken und Schultern

Problemzone: Reiterhosen! Äußeres Gesäß und Oberschenkel

Wie oft? 3 Durchgänge zu je 12 – 20 Wiederholungen

So wird's gemacht:

- Bringen Sie Ihren Körper in eine seitliche Position auf der Matte. Stützen Sie sich mit Ihrem Unterarm ab. Der Oberarm wird auf der Höhe der Schulter positioniert. Der Winkel zwischen Unter- und Oberarm beträgt 90° (siehe Abb.).

- Sie müssen mit Ihrer Hüfte auf der Matte zu liegen kommen. Die Füße legen Sie übereinander oder knapp nebeneinander. Gehen Sie nun in den Stütz und versuchen Sie, Ihre Hüfte so weit wie möglich von der Matte zu entfernen.

- Halten diese Position für eine Sekunde und senken sich dann bis kurz vor Berührung der Matte wieder ab. Wenn Sie die Übung korrekt ausführen, sollten Sie immer die Seite spüren, die der Matte zugewandt ist.

Wichtig: Achten Sie auf die Position Ihrer Schulter. Wenn Sie den Unterarm falsch positionieren, könnte das Ihre Schulter zu sehr belasten.

Für Hardliner

Spreizen Sie zusätzlich das obere Bein vom unteren ab. Halten Sie es in dieser Position, wenn Sie in der Streckstellung sind, und wiederholen Sie diese Abfolge.

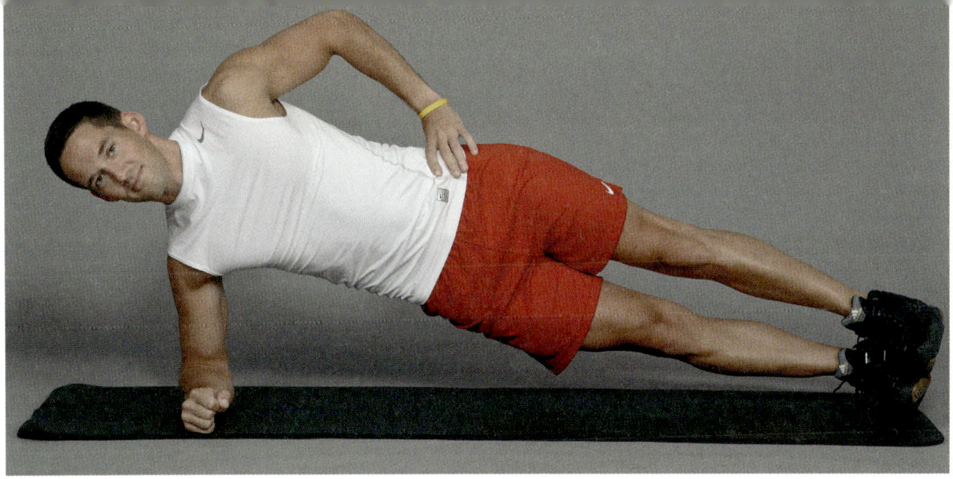

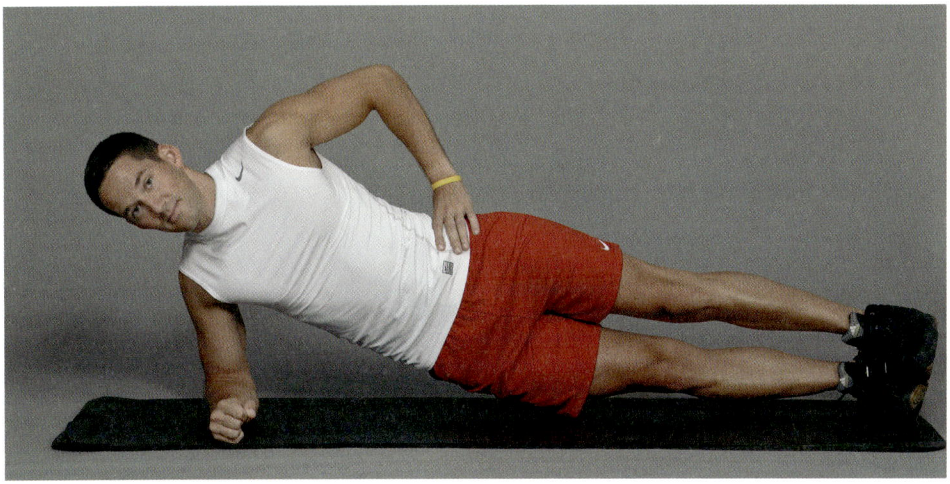

III. UPSIDE DOWN – Rettungsringe ade!

Hauptsächlich beanspruchte Muskelgruppen: seitliche Bauchmuskeln, Schulter, Beine

Problemzone: Rettungsringe!

Wie oft? 3 Durchgänge zu je 10 – 20 Wiederholungen

So wird's gemacht:

- Bringen Sie sich auf Ihrer Matte in die Vierfüßlerposition, indem Sie sich auf die Hände und Knie stützen. Der Rücken bleibt gerade, der Bauch angespannt.
- Nun bringen Sie Ihr linkes Knie zu Ihrem linken Ellenbogen und strecken (kicken) dann das Bein in einem 45°-Winkel nach hinten oben weg, so als würden Sie jemandem, der von hinten an Sie herantritt, einen Kick verpassen. Strecken Sie dabei das Bein vollständig durch, denn in der Endstrecke kommt das Gesäß erst richtig zum Einsatz.
- Verharren Sie kurz in der gestreckten Position und bringen dann das Knie wieder zu Ihrem Ellenbogen.

Wichtig: Achten Sie darauf, dass Ihr Rücken nicht zu viel hin- und herdreht. Halten Sie vollständige Körperspannung. Schwingen Sie Ihr Bein nicht, sondern kicken es kraftvoll nach hinten.

Für Hardliner

Verharren Sie mit Ihrem Bein 2 bis 3 Sekunden in der gestreckten Position. Sie werden sehen, wie schnell Ihre Muskeln zu brennen anfangen. Das ist effektiv!

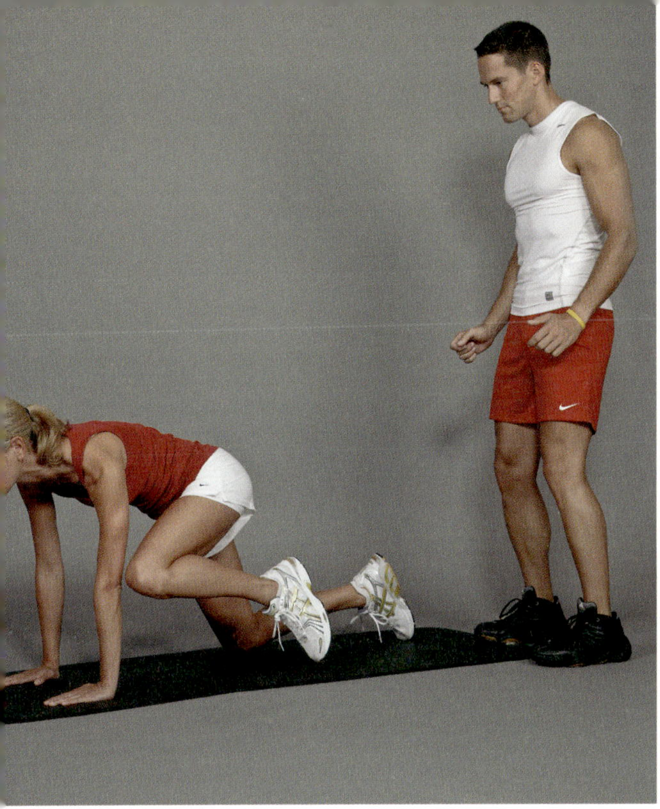

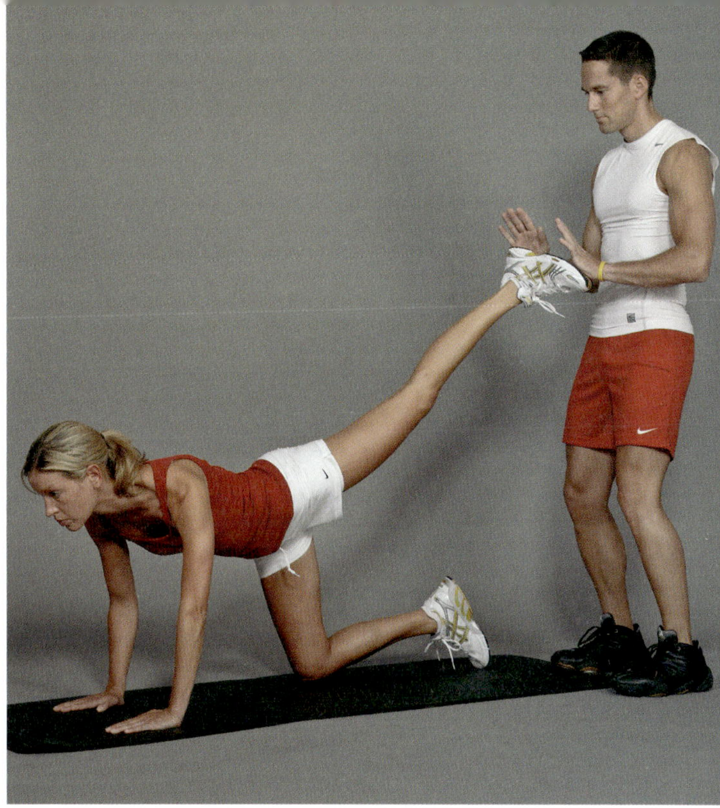

IV. KICK IT LIKE …

Hauptsächlich beanspruchte Muskelgruppen: Gesäß, Oberschenkel, Bauch, Rücken

Problemzone: Gesäß

Wie oft? 3 Durchgänge zu je 15 – 20 Wiederholungen

So wird's gemacht:

- Legen Sie sich in etwa auf Hüfthöhe mit dem Bauch voran auf den Ball. Nehmen Sie eine Hantel in der Hammerhaltung in beide Hände. Suchen Sie sich mit Ihren Füßen Halt auf dem Boden. Dafür haken Sie sich an einer Kante mit den Füßen ein oder Sie haben einen Trainingspartner der Sie stabilisiert (siehe Abb.).
- Nun strecken Sie Ihre Arme durch und heben die Schultern an, bis die Hantel etwa auf Kinnhöhe steht. Strecken Sie Ihren Oberkörper darauffolgend ganz durch. Ihr Blick ist nach vorne gerichtet, der Bauch fest angespannt, die Pobacken zusammengekniffen. In der durchgestreckten Position verharren Sie für wenige Sekunden. Die Hantel wird auf Kinnhöhe gehalten.
- Senken Sie nun Ihren Oberkörper ab, so als wollten Sie mit Ihrem Oberkörper den Ball umschließen, entspannen kurz und wiederholen die Übung.

Wichtig: Führen Sie die Übung langsam und sorgfältig aus. Eine stabile Rumpfmuskulatur erfordert regelmäßiges Training der Rücken- und der Bauchmuskulatur! Wenn die Übung mit einer Hantel für den Anfang zu schwer ist, machen Sie sie einfach ohne Hantel.

Für Hardliner

Steigern Sie das Gewicht Ihrer Hantel nach Belieben und verharren Sie etwas länger in der durchgestreckten Position. Alternativ können Sie zwei Hanteln verwenden und in der gestreckten Position die Hanteln zur Seite und nach hinten führen. Dadurch wird die Übung noch anstrengender.

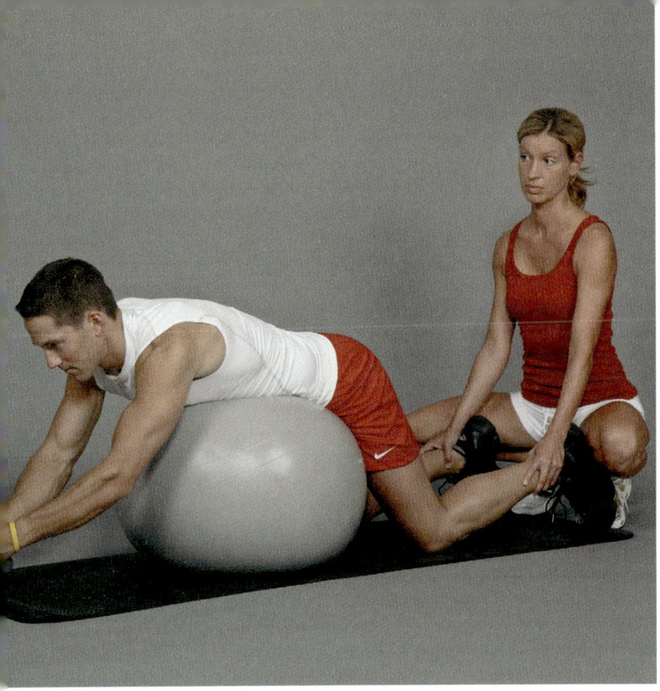

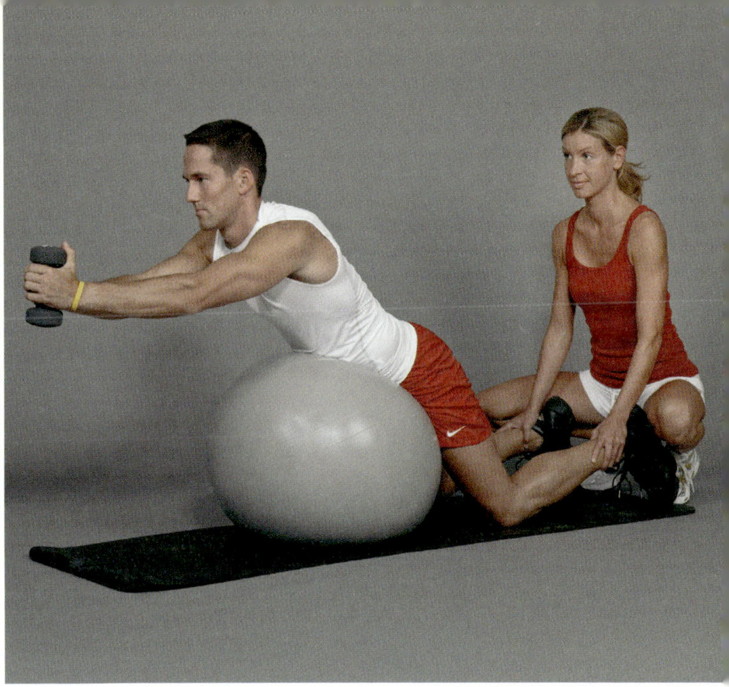

V. ROCKETMAN

Hauptsächlich beanspruchte Muskelgruppen: Rückenstrecker im Lendenwirbelsäulenbereich, Gesäß und Oberschenkel

Problemzone: „Love handles" / Nierenfett

Wie oft? 3 Durchgänge zu je 10 – 15 Wiederholungen

So wird's gemacht:

- Legen Sie sich mit dem Rücken auf die Matte. Verschränken Sie die Arme im Nacken. Stellen Sie Ihre Füße auf die Fersen und winkeln dabei Ihre Beine ganz wenig ab, sodass die Waden und der Großteil der Oberschenkelunterseite in der Luft sind und die Matte nicht mehr berühren.

- Spannen Sie Ihren Bauch an und versuchen Sie Ihr Becken und damit Ihr Gesäß soweit wie möglich von der Matte zu entfernen. Verharren Sie nun für wenige Sekunden in dieser Position und senken Sie dann Ihr Gesäß soweit ab, dass es gerade nicht die Matte berührt.

- Wiederholen Sie diese Abfolge. Sie sollten die Übung insbesondere am Gesäß und am Beinbizeps (Oberschenkelhinterseite) spüren.

Für Hardliner

Umso flacher der Winkel zwischen Ober- und Unterschenkeln, desto schwieriger wird die Übung. Versuchen Sie mal die Füße auf dem Ball aufzusetzen und dann die Übung auszuführen – für Hardliner eben.

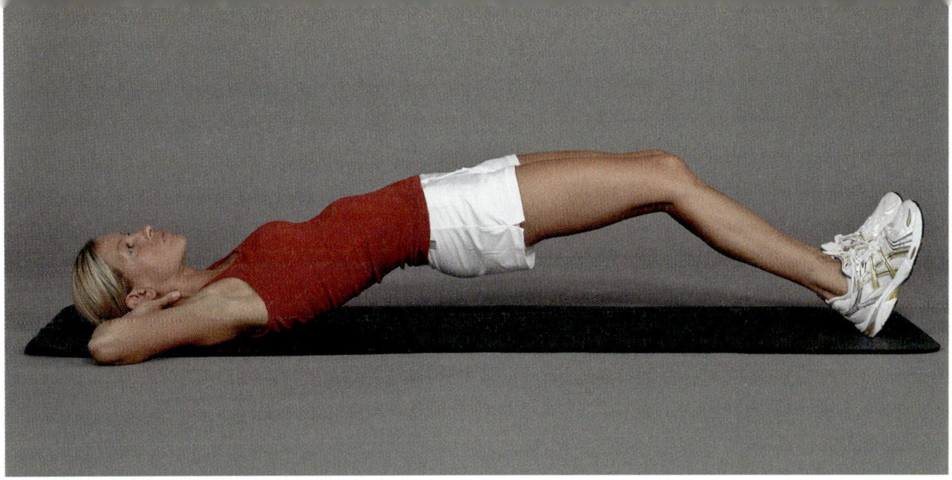

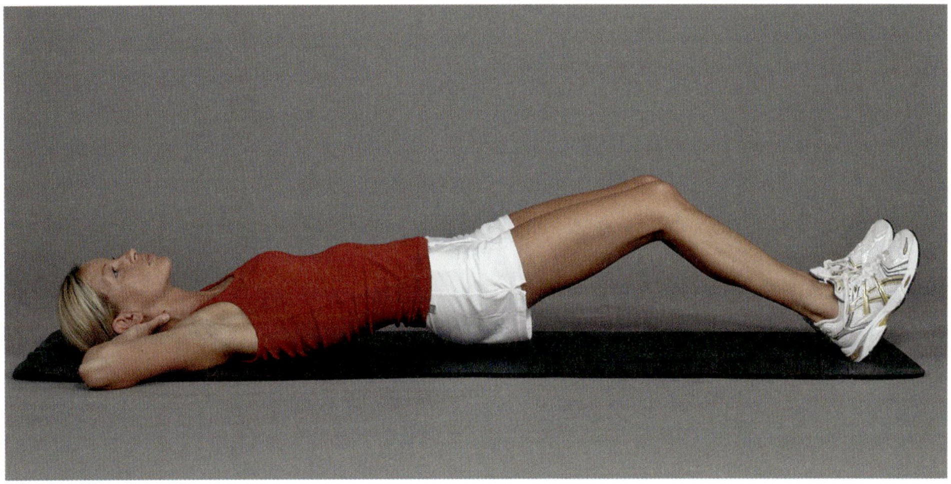

VI. BRIDGE REVERSE

Hauptsächlich beanspruchte Muskelgruppen: Gesäß, Beckenboden, Beine gesamt

Problemzone: Gesäß unten / Oberschenkel Rückseite / Beckenbodenschwäche

Wie oft? 3 Durchgänge zu je 15 – 20 Wiederholungen

So wird's gemacht:

- Bringen Sie sich auf Ihrer Trainingsmatte in die Vierfüßlerposition (siehe Abb.). Nehmen Sie eine Hantel in die linke Hand. Halten Sie den Rücken dabei schön gerade und spannen die Bauchmuskulatur an.
- Heben Sie nun den Arm, in dem Sie die Hantel halten, und positionieren Sie Ihren Oberarm parallel zum Boden (siehe Abb.).
- Strecken Sie nun Ihren Unterarm durch. Der Oberarm und die Schulter bleiben dabei ganz ruhig. Wiederholen Sie diese Bewegung und wechseln Sie dann die Seite.

Wichtig: Strecken Sie den Arm ganz durch, denn erst in der Endposition entfaltet der Trizeps seine volle Kraft und wird dann maximal beansprucht. Halten Sie Schulter und Oberarm ganz ruhig. Beugen Sie Unter- und Oberarm nicht mehr als 90° (siehe Abb.). Führen Sie die Hantel körpernah.

Für Hardliner

Verharren Sie lange in der gestreckten Position und erhöhen Sie das Gewicht Ihrer Hantel.

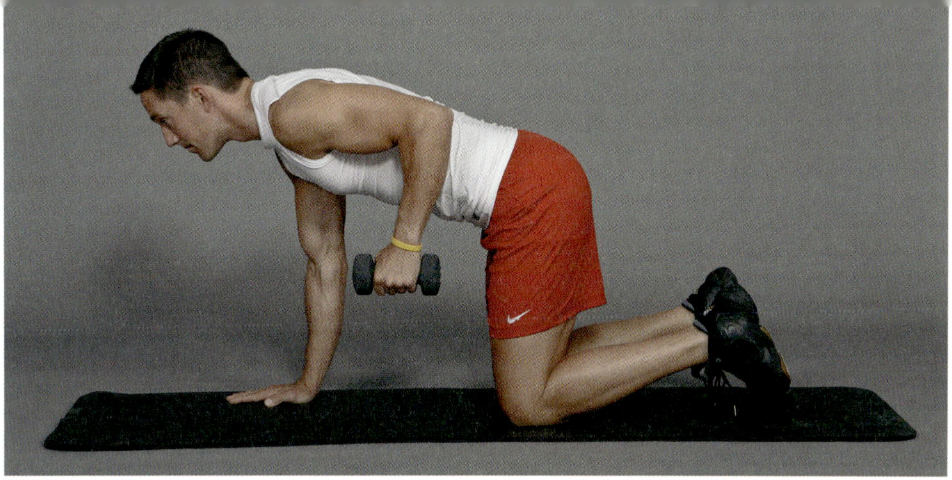

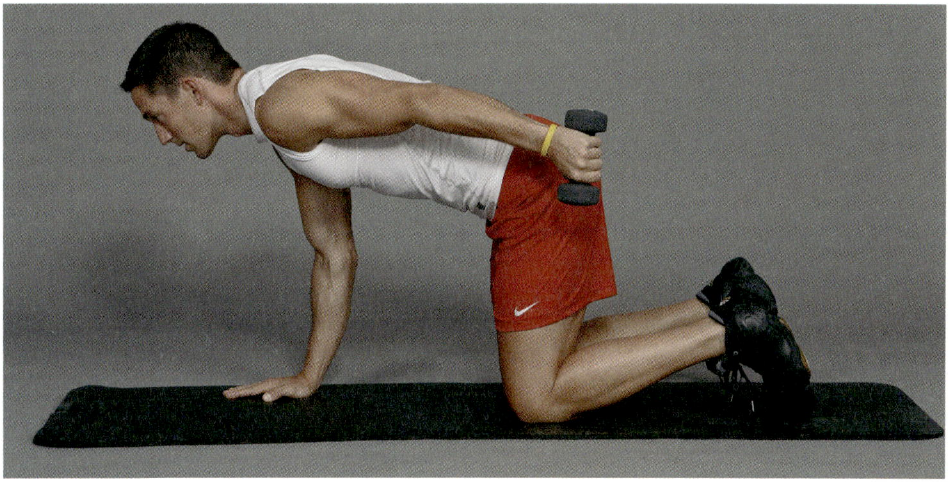

VII. TRI-BURNER

Hauptsächlich beanspruchte Muskelgruppen: Trizeps (der Armstrecker)

Problemzone: „Die schlabbernden Oberarme"

Wie oft? 3 Durchgänge zu je 10 – 15 Wiederholungen

So wird's gemacht:

- Nehmen Sie eine Hantel in jede Hand und setzen Sie sich auf den Ball. Stellen Sie die Füße dabei bequem und stabil auf den Boden. Der Rücken bleibt gerade, der Bauch unter Spannung.
- Lassen Sie Ihre Schultern und Ihre Arme herunterhängen. Die Hanteln kommen dabei locker auf dem Ball zu liegen. Aus dieser Position heben Sie die gestreckten Arme seitwärts, bis sie parallel zum Boden stehen. Halten Sie die Hanteln kurz in dieser Position, um sie dann in der gleichen Ebene so weit vor den Oberkörper zu führen, bis die Arme einander überkreuzen (siehe Abb.).
- Danach bewegen Sie Ihre Arme in umgekehrter Richtung wieder in die Ausgangsposition.

Wichtig: Achten Sie darauf, dass Sie bei der Übung nicht in ein Hohlkreuz verfallen. Atmen Sie gleichmäßig und verhindern so das „Hineinpressen" der Atemluft.

Für Hardliner

Kombinieren Sie diese Übung, indem Sie abwechselnd die Hanteln aus seitlichen Position einmal vorne überkreuzen (wie oben beschrieben) und einmal nach oben über Ihrem Kopf zusammenbringen.

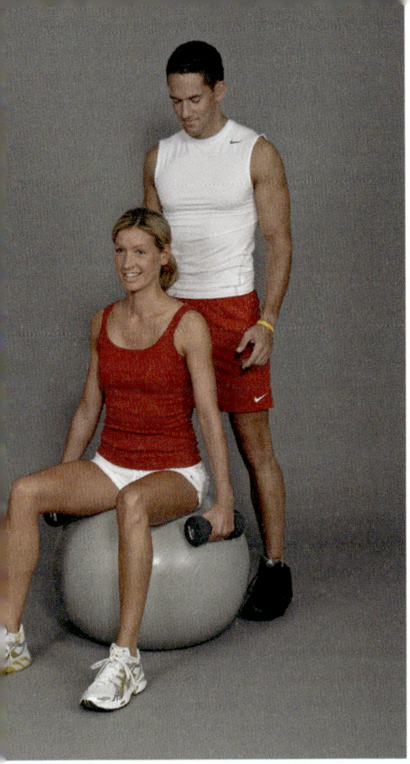
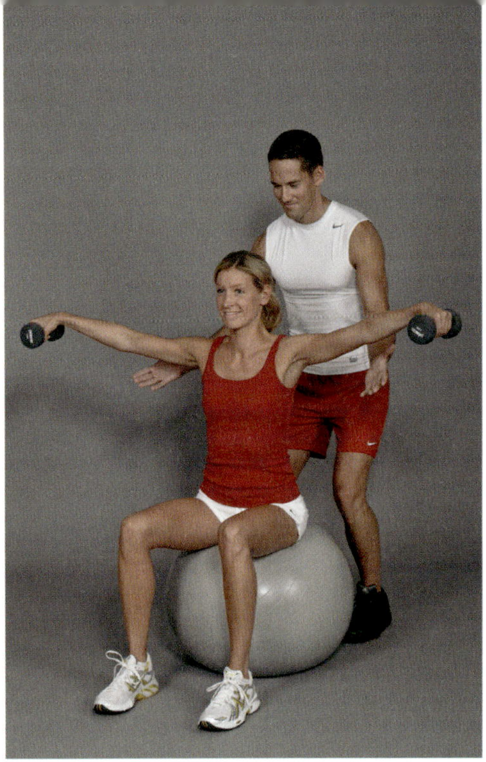
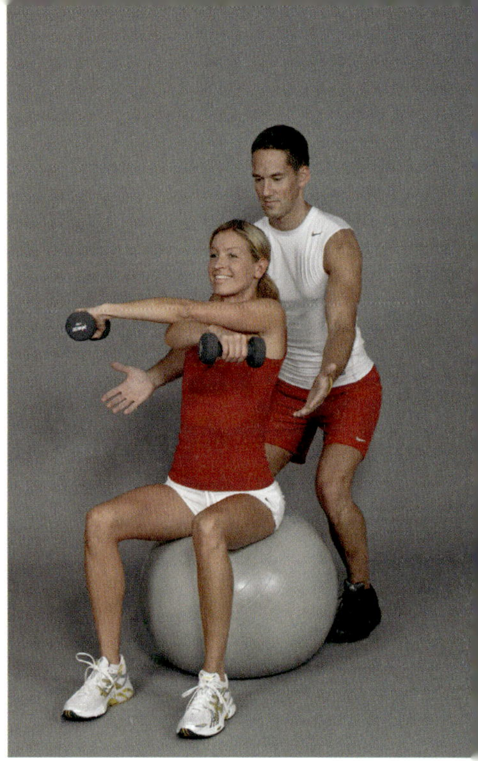

VIII. HOLD ME TIGHT

Hauptsächlich beanspruchte Muskelgruppen: Schultern, Bauch, Rücken, Oberarme

Problemzone: Nacken und Schultern

Wie oft? 3 Durchgänge zu je 10 – 15 Wiederholungen

So wird's gemacht:

- Legen Sie sich auf den Rücken und bringen Sie Ihre Beine in die Höhe, sodass zwischen Hüfte und Oberschenkeln und zwischen Oberschenkeln und Unterschenkeln jeweils ein 90°-Winkel entsteht. Überkreuzen Sie dabei Ihre Füße (siehe Abb.).

- Legen Sie Ihre Hände in den Nacken.
  Versuchen Sie nun Ihren Oberkörper soweit wie möglich von der Matte zu entfernen und Ihren Knien etwas näher zu kommen. Sie können mit Ihren Knien auch eine kleine entgegenkommende Bewegung durchführen.

- Halten Sie immer Spannung auf Ihrer Bauchmuskulatur und entlasten Sie diese auch beim Absenken Ihres Oberkörpers nicht vollständig. Das bedeutet, dass Sie während der gesamten Übung mit Ihrem Kopf nicht mehr auf der Matte zu liegen kommen sollten.

Wichtig: Arbeiten Sie immer kontrolliert unter Spannung und achten Sie auf Ihre Nackenmuskulatur. Wenn's brennt, wird's gut!

Für Hardliner

Sie können den Winkel zwischen Ihrer Hüfte und Ihren Oberschenkeln variieren und so die Intensität steigern bzw. die Beanspruchung der Bauchmuskeln nach unten verlagern.

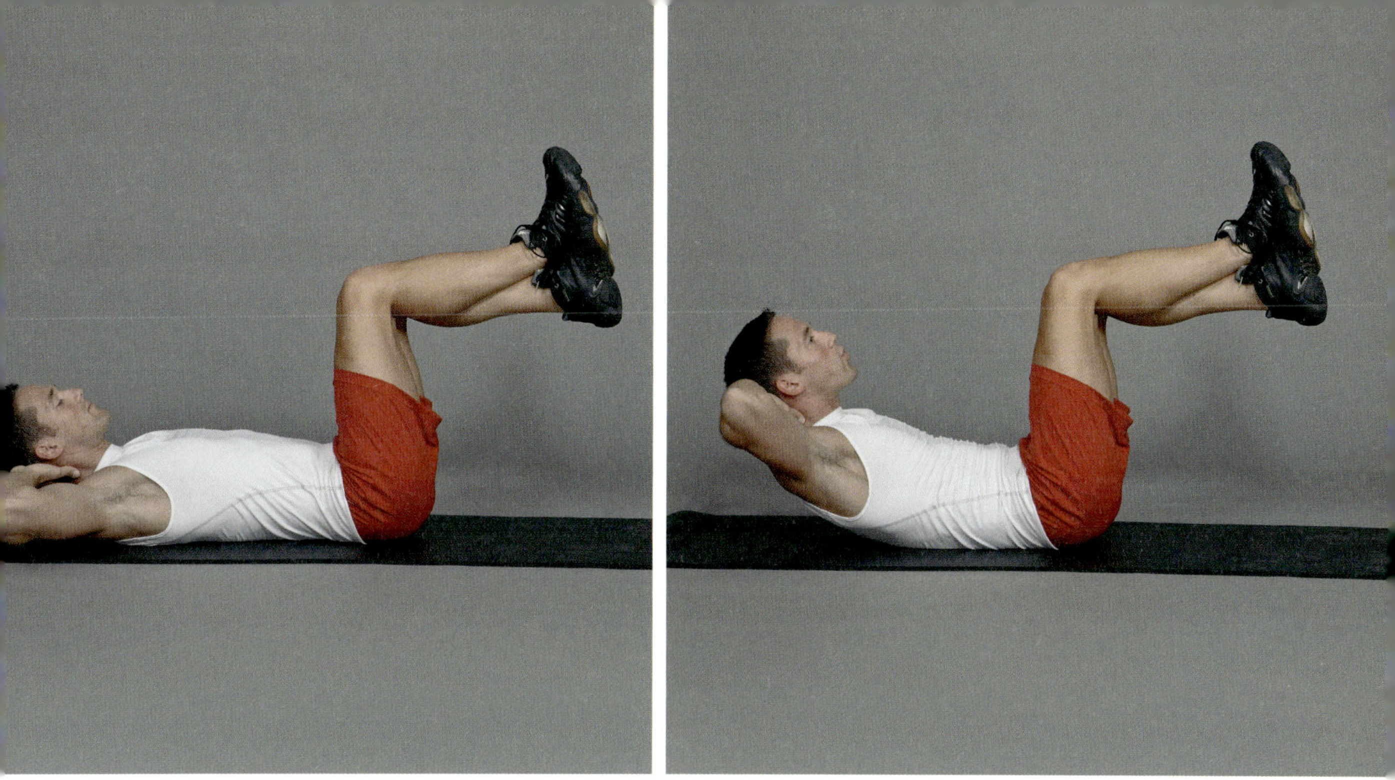

IX. SIX PACK SOLUTION

Hauptsächlich beanspruchte Muskelgruppen: Bauchmuskulatur, Beine

Problemzone: Oberbauch

Wie oft? 3 Durchgänge zu je 20 – 100 Wiederholungen

So wird's gemacht:

- Legen Sie sich mit dem Rücken auf Ihre Matte. Platzieren Sie den Ball zwischen Ihren Füßen, drücken die Füße fest an den Ball und heben ihn so auf. Die Arme liegen ruhig neben Ihrem Körper auf der Matte. Die Beine sind leicht abgewinkelt.

- Bringen Sie Ihre Beine nach oben, sodass Ihr Oberkörper und Ihre Beine einen rechten Winkel bilden.

- Wenn Sie diese Position erreicht haben, senken Sie die Beine wieder ab, bis knapp vor Berührung der Matte. Verharren Sie kurz in dieser Position und bringen den Ball dann langsam wieder nach oben.

Wichtig: Drücken Sie Ihre Knöchel fest an den Ball. So trainieren Sie die Oberschenkelinnenseite und schlagen zwei Fliegen mit einer Klappe. Achten Sie darauf, dass Sie bei dieser Übung nicht zu sehr in ein Hohlkreuz verfallen.

Für Hardliner

Heben Sie Ihr Becken an, während Sie mit den Beinen den Ball in Richtung Himmel halten. Das verstärkt die Belastung der unteren Bauchmuskulatur.

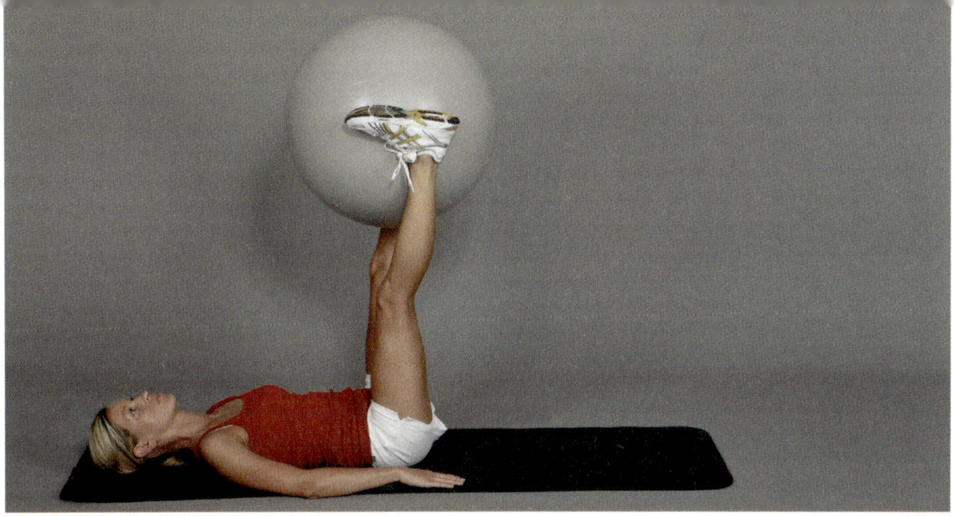

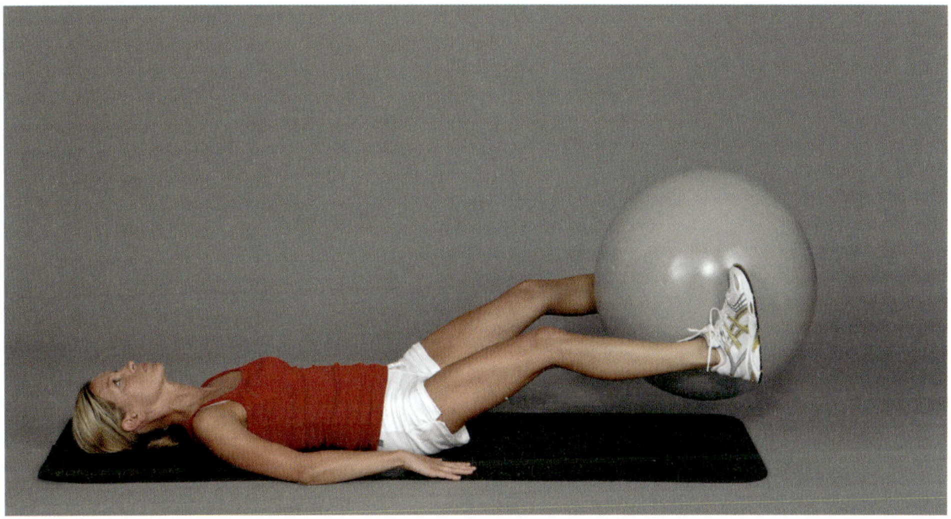

X. TWIN PACK – 2 Fliegen mit einer Klappe

Hauptsächlich beanspruchte Muskelgruppen: Bauchmuskeln, Oberschenkel

Problemzone: Wohlstandsbäuchlein / Oberschenkel innen

Wie oft? 3 Durchgänge zu je 10 – 15 Wiederholungen

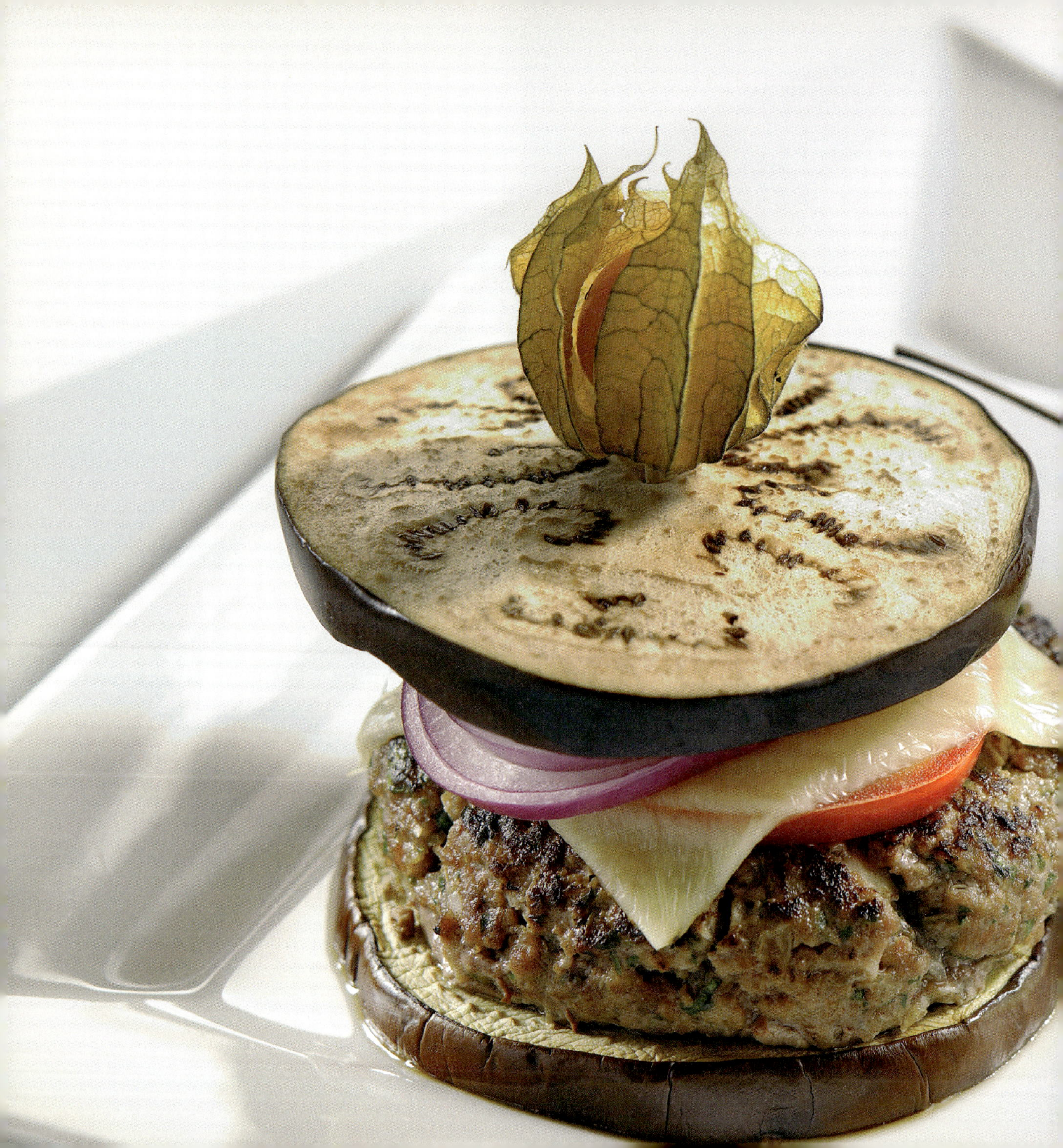

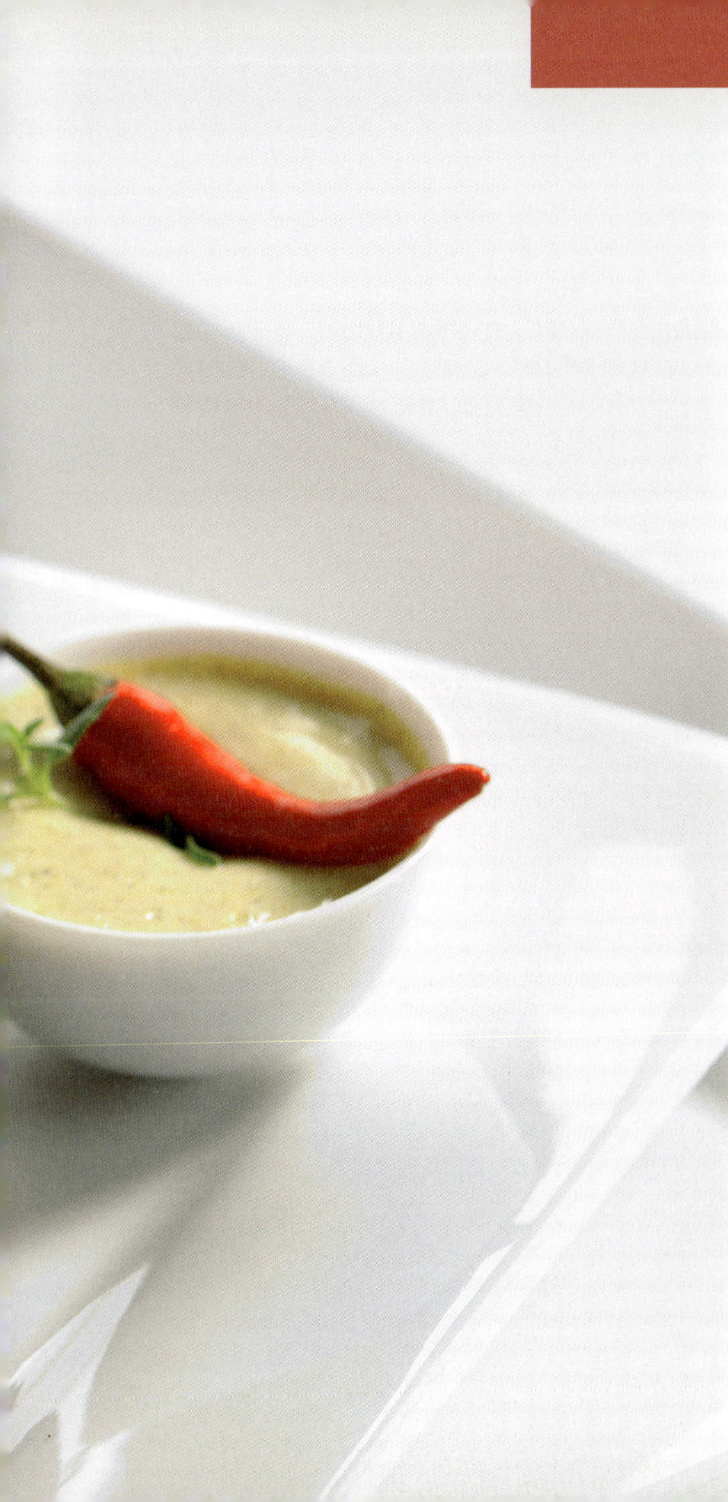

„Die Gesundheit ist wie das Salz: Man bemerkt sie erst, wenn sie fehlt.“

Italienisches Sprichwort

„Die Küche der Gegenwart" muss leicht, gesund und einfach zuzubereiten sein – alles andere wäre nicht zeitgerecht

Jamie sei Dank! Die Leidenschaft und das Interesse am Kochen, Essen und Genießen sind größer denn je. So manch ein Fernsehsender avanciert zum Kochsender und das (Koch)Duell um das perfekte Dinner ist noch lange nicht beendet. Mir gefällt es.

Der Trend in unseren Küchen zuhause geht allerdings – und das werden Sie mir bestätigen – ganz klar in eine Richtung. Wir sehen uns vielleicht ganz gerne einen Kochmarathon an, wenn wir selber am Herd stehen, muss es bzw. sollte es in den meisten Fällen jedoch schnell gehen. Wie immer herrscht Zeitmangel.

Unlängst war ich in einer Buchhandlung, um mir das neue Kochbuch eines deutschen Starkochs anzusehen, dessen Restaurant ich wenige Wochen zuvor in Berlin besucht hatte. Als mir beim Durchblättern der Rezepte Zubereitungszeiten zwischen 1,5 und 3 Stunden in die Augen stachen, legte ich das Buch wieder weg. Meine Verhaltensweise ist eben repräsentativ für das, was ich täglich von meinen Patientinnen und Patienten zu hören bekomme. „Ich habe keine Zeit zum Kochen. Ich habe keine Zeit einzukaufen. Ich habe keine Zeit für lange Vorbereitungen." Traurig aber wahr.

Aus diesem Grund sind all meine Rezepte einfach und schnell zuzubereiten. Sie bestehen alle aus Zutaten, die Sie in jedem Supermarkt bekommen. Und das Beste daran: Sie sind alle ganz leicht, enthalten wenige bis fast keine Kohlenhydrate – eigenen sich deswegen hervorragend für den Abend – und sie sind voller Vitamine, Spurenelemente, sekundärer Pflanzenstoffe und wertvollem Eiweiß. Probieren Sie sie einfach aus. Sie werden sie lieben. Ich habe sie persönlich für Sie kreiert und zubereitet.

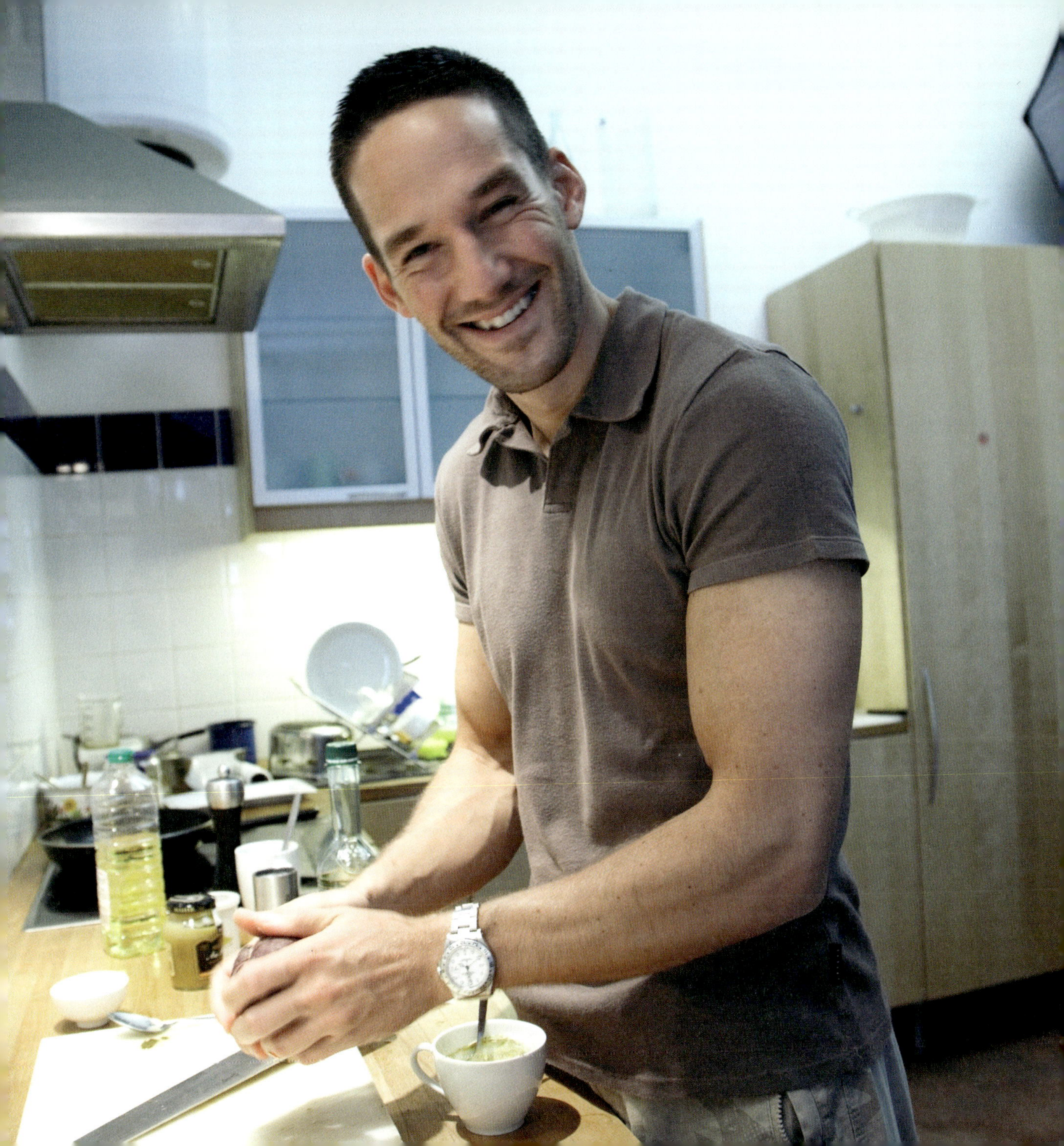

Christians Power-Frühstück nach TCM-Art

Zutaten für 1 Person:
30 g Bio-Weizenvollkornflocken
1 kleine, unreife Banane
125 g Heidelbeeren
1 TL Leinsamen
1 Prise Zimt
1 EL Proteinpulver
(z.B. Vanillegeschmack)
150 ml Wasser
1 Schuss fettarme Sojamilch

Geben Sie das Wasser und die Flocken in eine kleine beschichtete Pfanne und kochen Sie die Flocken so lange auf, bis sie das Wasser nahezu aufgesogen haben. Dies dauert etwa 3 bis 4 Minuten. Schneiden Sie zwischenzeitlich die Banane in kleine Scheiben. Anschließend die Banane und die Beeren 1 bis 2 Minuten in der Pfanne mitkochen. Die Leinsamen und den Zimt beimengen. Die Pfanne von der Kochplatte nehmen und die Sojamilch dazugeben. Wenn die Speise lauwarm ist, den Löffel Eiweißpulver dazugeben und gut verrühren. Bei lauwarmer Temperatur verzehren.

TiPP

Sie können bei den Obstsorten variieren. Wenn Sie Bananen gerne mögen, nehmen Sie unreife, noch etwas grüne Bananen. Diese enthalten weniger Fruchtzucker. Statt der Weizenvollkornflocken eignen sich auch Hafer- oder Dinkelflocken. Anstelle der Sojamilch können Sie auch normale Magermilch verwenden.

Zubereitungszeit: ca. 10 Minuten
Nährwert pro Portion: 315 kcal / 5 g Fett / 19 g Eiweiß / 46 g Kohlenhydrate

INFO

Die Traditionelle Chinesische Medizin (TCM) empfiehlt Speisen zu essen, die Körpertemperatur haben und unseren Energiefluss (Chi) nicht beeinträchtigen. Denn unser Körper muss für kalte Speisen Energie aufbringen, um diese anzuwärmen, und für heiße Speisen, um diese auf Körpertemperatur abzukühlen. Wenn Sie etwas Lauwarmes essen, was also in etwa Ihrer Körpertemperatur von 37°C entspricht, verlieren Sie keine Energie für Ihren Alltag. Heidelbeeren beeinflussen Ihre Stimmungslage positiv. Zimt reguliert Ihren Blutzuckerspiegel. Leinsamen sind eine wertvolle Quelle für Omega-3-Fettsäuren. Eine eiweißreiche Ernährung (Proteinpulver) sorgt für ein längeres Sättigungsgefühl. Die Vollkornflocken enthalten wertvolle Ballaststoffe und Spurenelemente. Die Banane ist ein guter Magnesiumlieferant. Sie sehen also – das perfekte Frühstück in nur 10 Minuten!

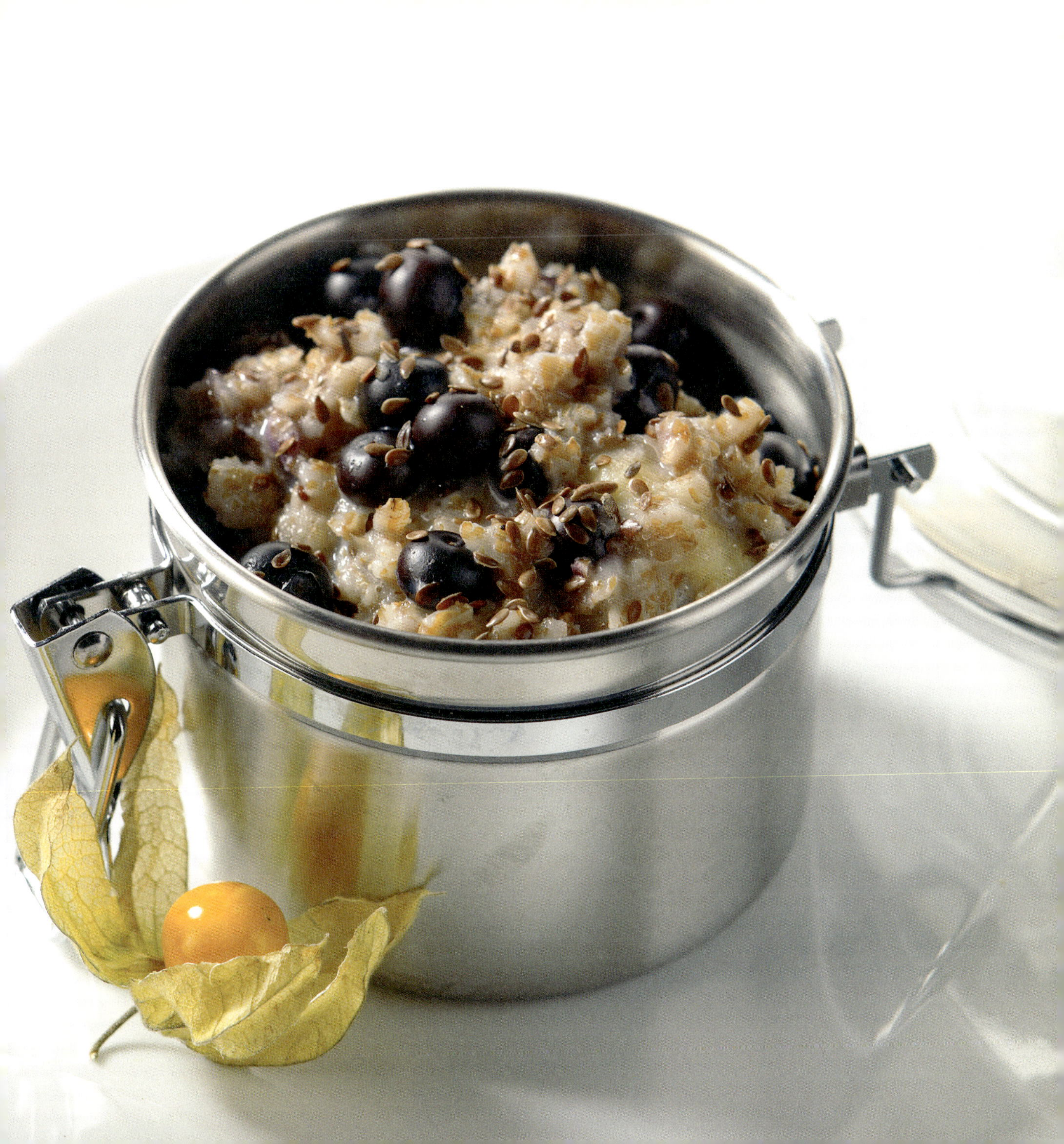

Gefüllte Paprika „Asia-Style"

Zutaten für 4 Personen:
2 rote und 2 gelbe Paprika
200 g frischer Thunfisch (alternativ auch Dosenthunfisch in Wasser)
200 g geräucherter Tofu
Frischer Ingwer
1/2 Bund frischer Koriander
1 Packung Magertopfen (fest) (Quark)
2 Eiklar
Salz

Das Backrohr auf 200°C vorheizen. Die Deckel von den Paprika abschneiden und das Innenleben entfernen. Den Thunfisch mit dem in kleine Würfel geschnittenen Tofu, dem geschälten und geriebenen Ingwer, dem fein gehackten Koriander, dem Magertopfen, einer Prise Salz und den Eiklar zu einer homogenen Masse vermengen und diese in die Paprika füllen.

Die Paprika für 20 Minuten backen, bis die Masse gestockt ist.

TiPP

Sie müssen bei der Auswahl der Paprika unbedingt darauf achten, dass der Boden der Paprika eben ist und somit stabil auf dem Backblech stehen kann.

Zubereitungszeit: ca. 30 Minuten
Nährwert pro Portion: 330 kcal / 16 g Fett / 32 g Eiweiß / 14 g Kohlenhydrate

INFO

Der Klassiker einmal in einer anderen Variante. Paprika ist reich an Vitamin C. Thunfisch ist ein idealer Omega-3-Fettsäuren-Lieferant und Tofu enthält die wertvollen Pflanzenhormone Isoflavone. Durch den Topfen, den Fisch, den Tofu und Eiklar wird diese Speise zu einer außerordentlich gesunden „Proteinbombe".

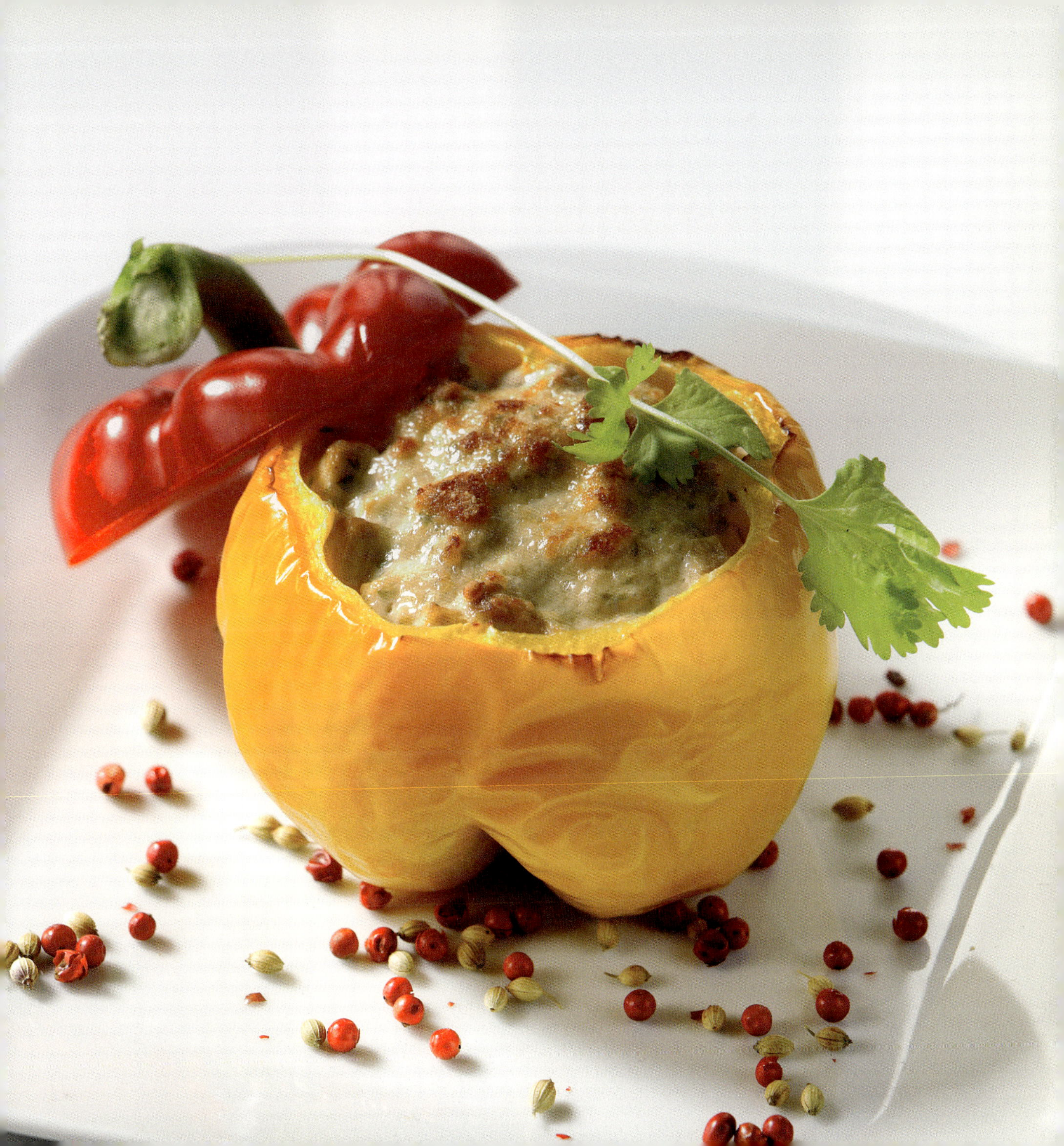

Bunte Curry-Hühnerspieße

Zutaten für 4 Personen:
600 g Hühnerfilet ohne Haut
1 große, unreife Banane
1 weiße Zwiebel
1 gelber Paprika
1 Packung Cocktailtomaten
Currypulver, Salz und Pfeffer
Holzspieße

Das Backrohr auf 200°C vorheizen. Das Huhn in kleine Würfel schneiden. Die Zwiebel und die Banane schälen und in kleine Scheiben schneiden. Den Paprika in kleine quadratische Stücke schneiden. Die Cocktailtomaten halbieren.

Alle Zutaten abwechselnd auf die Spieße auffädeln. Salzen, pfeffern und großzügig mit Currypulver bestreuen. Die Spieße auf ein mit Backpapier belegtes Backblech legen und für etwa 12 Minuten im Rohr garen.

TiPP

Diese Speise eignet sich wunderbar als Fingerfood. Auch hier können Sie Ihrer Fantasie bei der Auswahl der Zutaten freien Lauf lassen. Verwenden Sie immer Backpapier, sonst kleben die Spieße an.

Zubereitungszeit: ca. 30 Minuten
Nährwert pro Portion: 215 kcal / 2 g Fett / 37 g Eiweiß / 11 g Kohlenhydrate

INFO

Curry enthält zahlreiche Stoffe, die vor Krebs schützen können, den Stoffwechsel positiv beeinflussen, gegen Bakterien und Pilze wirken und das Immunsystem unterstützen. Tomaten sind reich an dem für die Gesundheit wichtigen Lycopin. Zwiebeln enthalten das Bioflavonoid Quercetin und Hühnerfleisch ist eine sehr magere, wertvolle Eiweißquelle. Im Paprika finden wir neben dem Vitamin C noch zahlreiche andere sekundäre Pflanzenstoffe.

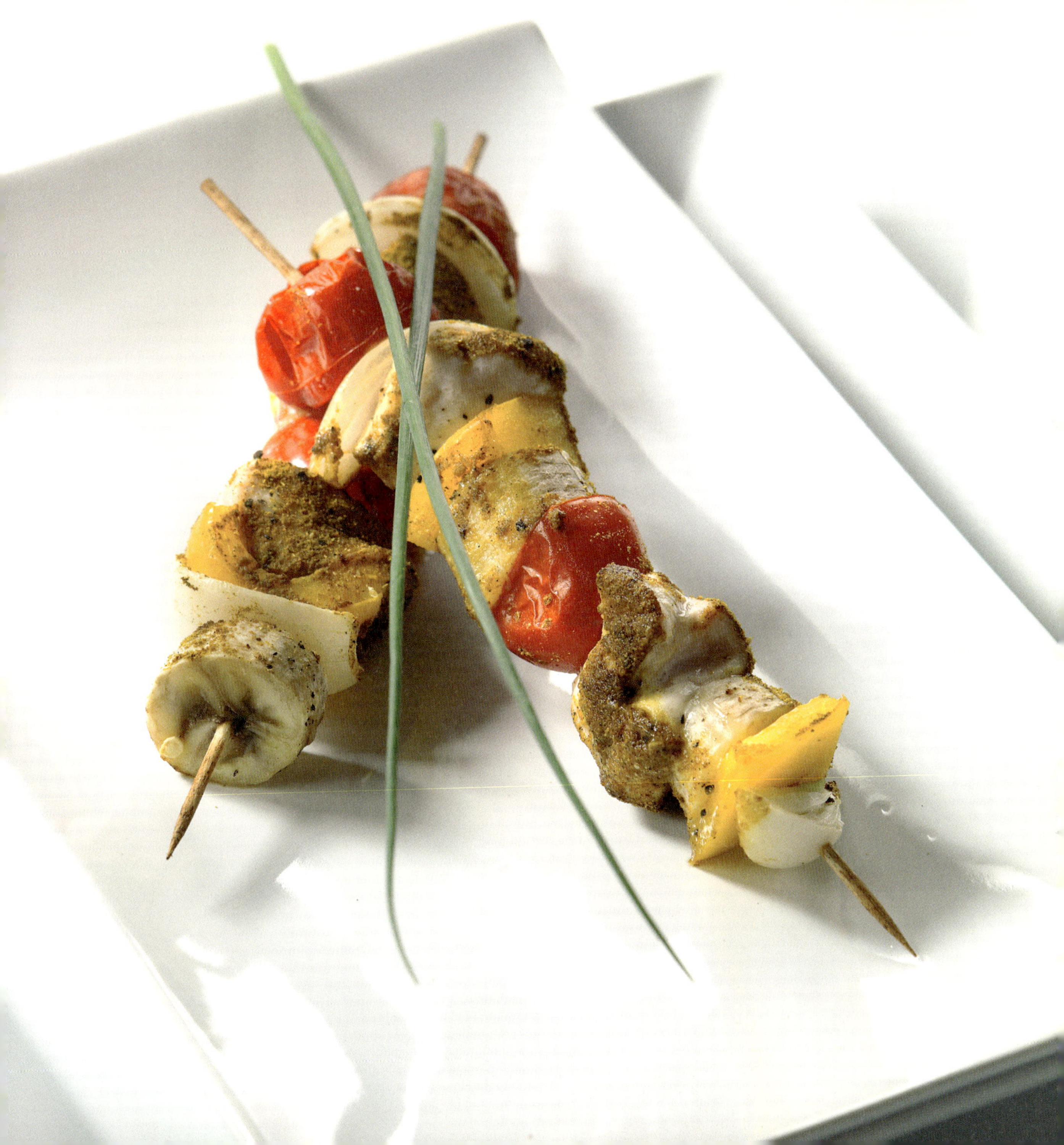

Kabeljaufilet auf dem Gemüse-Früchtchen-Bett

Zutaten für 4 Personen:
4 Kabeljaufilets á 200 g
1 große Zucchini
2 Pfirsiche
1 Bund frischer Thymian
2 Limetten
Salz und Pfeffer
50 ml trockener Weißwein
Alufolie

Das Backrohr auf 220°C vorheizen. Teilen Sie die Zutaten auf 4 Portionen auf. Die Fischfilets waschen und mit Limettensaft beträufeln, salzen und pfeffern. Die Zucchini in dünne Scheiben schneiden und jeweils 1/4 der Zucchini am Boden eines Alufolie-Schiffchens verteilen. Den Pfirsich in Spalten schneiden und darüber geben. Frischen Thymian drüberstreuen, salzen und pfeffern.

Den Fisch darauf legen, mit ein paar Limettenscheiben und den restlichen Thymianzweigen bedecken. Einen Schuss trockenen Weißwein darüber geben. Das Aluschiffchen verschließen und im Backrohr für 15 Minuten garen.

TiPP

Spielen Sie sich mit den Kräutern. Sehr gut geeignet wären auch Dill oder Basilikum. Ebenso können Sie Porree (Lauch) oder Tomaten statt Zucchini verwenden. Beim Fisch würde ich zu grätenlosen Filets raten.

Wenn Sie keine Pfirsiche zur Hand haben, können Sie beispielsweise auch auf Äpfel oder Birnen ausweichen. Erdbeeren eignen sich nicht so gut, weil sie im Rohr zergaren würden.

Zubereitungszeit: ca. 30 Minuten
Nährwert pro Portion: 220 kcal / 3 g Fett / 3 g Eiweiß / 8 g Kohlenhydrate

INFO

Frisches Obst, Gemüse, Kräuter und Fisch gehören zu den Lebensmitteln, die am häufigsten auf Ihrem Speiseplan stehen sollten. Alles ohne Fett. Vitamine, sekundäre Pflanzenstoffe und mageres Eiweiß pur. Passen Sie beim Konsum von Lachs auf. Lachs ist durch den Gehalt an Omega-3-Fettsäuren zwar sehr gesund, aber auch sehr fettreich!

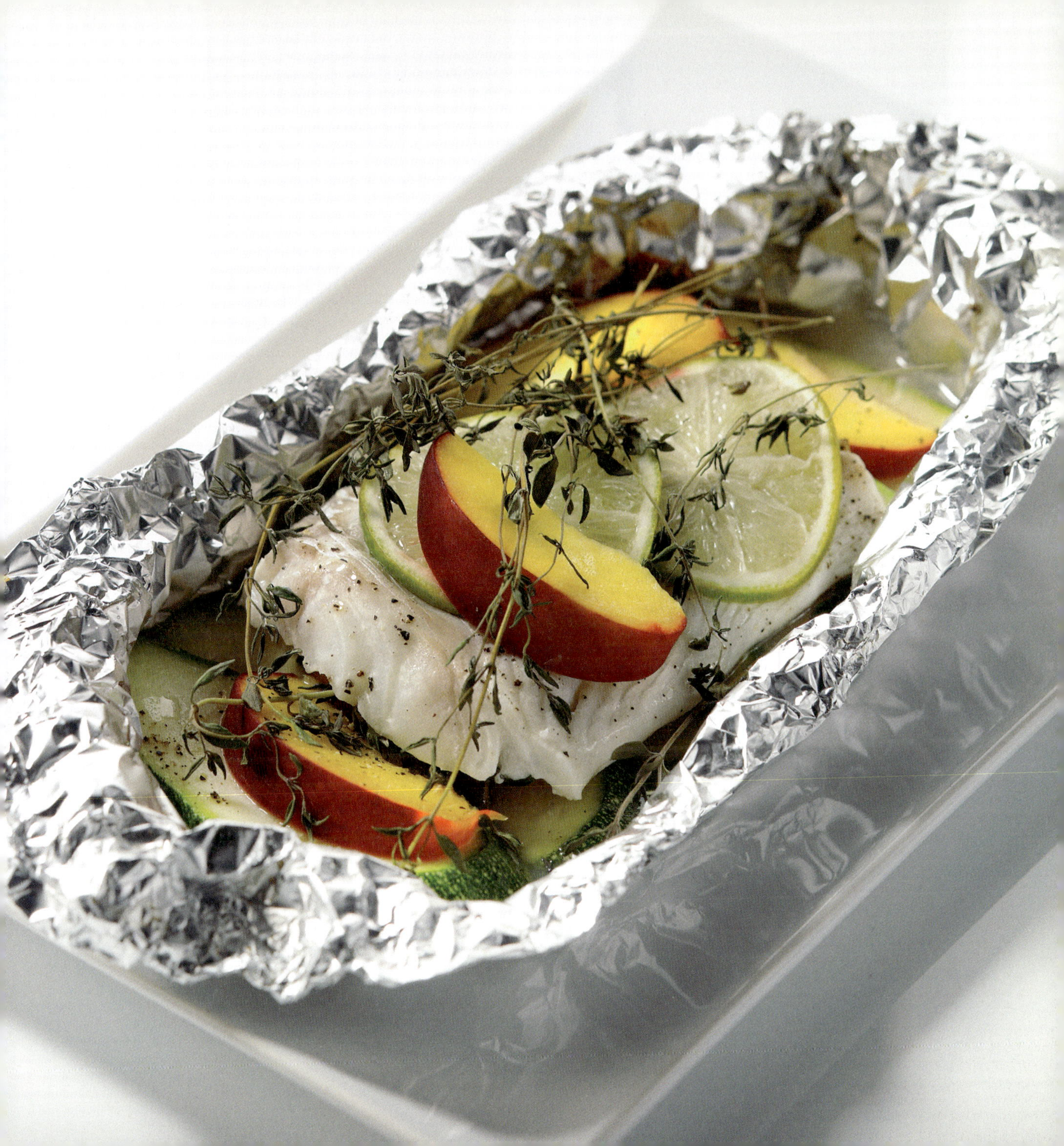

Ninas No-Carb-Sushi

Zutaten für 10 Stück Sushi:
400 g Hüttenkäse (mager)
Wasabi-Pulver (je nach gewünschtem Schärfegrad zwischen 1 und 2 TL)
Salz
10 Scheiben rohes Fischfilet (Lachs, Thunfisch oder auch Surimi)
Sojasauce

Den Hüttenkäse mit dem Wasabi-Salz-Gemisch vermengen und auf 4 Portionen aufteilen. Jede Portion auf je 4 Lagen Küchenpapier legen. Das Küchenpapier an den vier Ecken nehmen und den Käse zu kleinen Päckchen zusammendrücken, damit der überschüssige Flüssigkeitsanteil aufgesaugt wird. Die Päckchen für etwa 30 Minuten in den Kühlschrank stellen.

Falls Sie den Fisch im Ganzen gekauft haben, legen Sie ihn für etwa 30 Minuten in das Gefrierfach. Danach lässt er sich mit einem scharfen Messer ganz leicht in die etwa 0,5 cm dicken Sushi-Filets schneiden. Nach 30 Minuten den Hüttenkäse aus dem Kühlschrank nehmen, das Küchenpapier entfernen und rasch Bällchen aus der Masse formen. Zwischendurch immer wieder die Hände unter kaltes Wasser halten. Abschließend die Fischfilets auf die Frischkäsebällchen legen, anrichten und mit Sojasauce servieren.

TiPP

Wenn Sie die ganz diätetische Variante wählen möchten, sollten Sie sich für den sehr gut schmeckenden Krebsersatz „Surimi" oder das Garnelenfleisch entscheiden. Diese sind wesentlich magerer als die Fischvariante.

Zubereitungszeit: ca. 45 Minuten
Nährwert pro Stück: 60 kcal / 3 g Fett / 7 g Eiweiß / 1 g Kohlenhydrate

INFO

Sowohl Lachs als auch Thunfisch sind sehr gute Quellen der für unsere Gesundheit so wertvollen Omega-3-Fettsäuren. Der Ersatz des Reises durch den mageren Hüttenkäse ermöglicht es Ihnen, meiner Ernährungsphilosophie treu zu bleiben und trotzdem abends in den Sushi-Genuss zu kommen. Sieht aus wie Sushi – schmeckt noch besser!

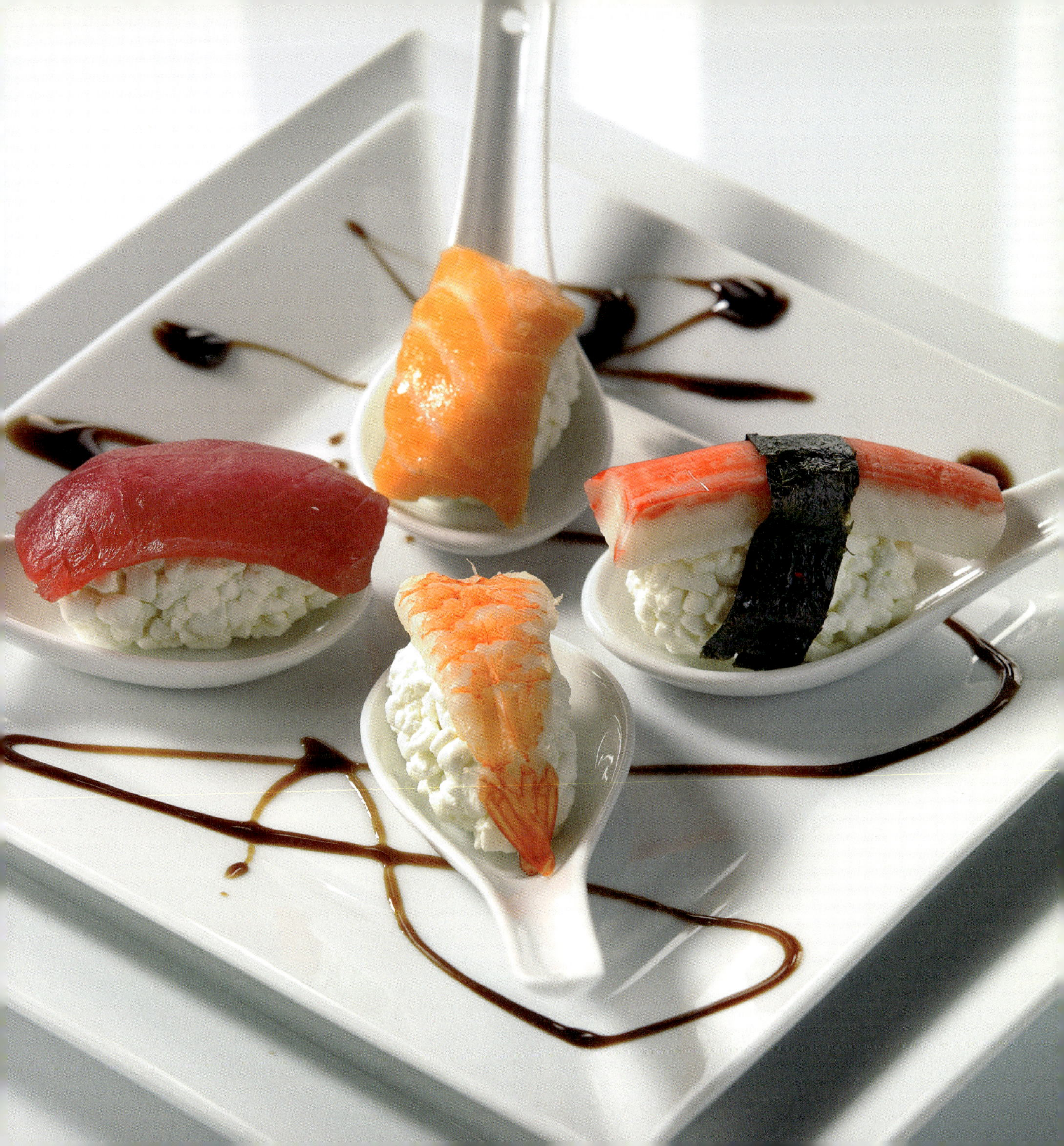

Matthais gesunder „Protein-Style"-Burger

Zutaten für 4 Personen:
800 g mageres Bio-Rindsfaschiertes (Hackfleisch)
1/2 Bund frische Petersilie
2 Knoblauchzehen
1 weiße Zwiebel
1 rote Zwiebel
3 TL Dijon-Senf mit Honig
2 TL Worcestershiresauce
1/2 TL Zimt
2 EL Kapern
3–4 Tropfen Tabascosauce
Salz, schwarzer Pfeffer
2 Eiklar
1 große Melanzani (Aubergine)
Ein paar grüne Salatblätter
4 Scheiben Magerkäse (7 % Fett)
2 große Tomaten

Für die Currysauce:
1/2 Becher cremiges Magerjoghurt (1% Fett)
1/2 Packung Magertopfen (Quark)
1 gehäufter EL Currypulver, Salz
3 TL Dijon-Senf mit Honig

Für die Dekoration:
4 lange Holzstäbchen und
4 Physalis

Heizen Sie das Backrohr auf 180°C vor. Für die Sauce geben Sie den Topfen und das Joghurt in eine Schüssel, salzen diese, geben das Currypulver und den Senf dazu. Vermengen Sie alles und fertig ist die Sauce.

Die Petersilie, die weiße Zwiebel, den Knoblauch in kleine Stücke und die rote Zwiebel und die Tomate mit dem Messer in dünne Ringe schneiden. Kapern klein hacken. Die Melanzani in ca. einen knappen Zentimeter dünne Scheiben schneiden. Ein paar einzelne Salatblätter vorbereiten.

Das faschierte Fleisch in eine Schüssel geben. Die klein geschnittenen Zwiebeln, den Knoblauch, die Petersilie, die Kapern, die Tabascosauce, das Salz, den Pfeffer, die Eiklar, die Worcestershiresauce, den Dijonsenf und den Zimt dazugeben und alles zu einer homogenen Masse vermengen. Formen Sie nun aus der Masse kleine Burger, die der Größe der Melanzanischeiben entsprechen.

1 EL Öl mit einem Pinsel in der Pfanne verteilen. Laibchen auf beiden Seiten jeweils 2 Minuten scharf anbraten. Zwischenzeitlich nehmen Sie das Backblech, decken dieses mit Backpapier ab und legen jeweils 2 Scheiben der Melanzani auf das Blech, eine für den Deckel und eine für den Boden des Burgers.

Wenn das Fleisch fertig ist, heben Sie die Laibchen vorsichtig zuerst auf ein Stück Küchenrolle, um das überschüssige Fett abzutupfen, und dann auf die Melanzanischeiben, die als Burgerboden gedacht sind. Darauf kommen 2 Scheiben Tomate und ein paar Zwiebelringe. Das Ganze kommt jetzt für 10 Minuten ins Rohr.

Nun geben Sie, je nach Belieben, jeweils eine Scheibe vom Magerkäse auf ein Fleischlaibchen und belassen die Burger so für 2 Minuten im Rohr. Nehmen Sie die Burger aus dem Rohr, belegen sie mit den vorbereiteten Salatscheiben, geben ein wenig der Sauce und den Deckel darauf und fixieren den Burger durch die vorbereiteten Holzstäbchen.

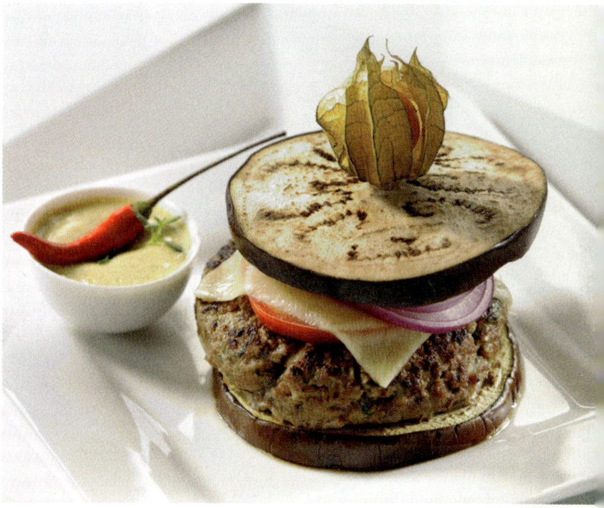

TiPP

Achten Sie beim Kauf der Melanzani darauf, dass sie möglichst breit und groß ist. Sie müssen bedenken, dass der Durchmesser wichtig ist für die Größe der Burger. Der Honig nimmt dem Zimt und dem Curry den etwas bitteren Geschmack und ist somit eine wunderbare Ergänzung.

Zubereitungszeit: ca. 45 Minuten
Nährwert pro Portion: 415 kcal / 15 g Fett / 59 g Eiweiß / 11 g Kohlenhydrate

INFO

Ein Burger ohne Reue. Durch das Weglassen von Weißbrot, fettem Käse und fetten Saucen wird dieser Burger zu einem gesunden und interessanten Gericht. Verwenden Sie nur mageres Bio-Rindfleisch und Sie können weitere Kalorien sparen.

Slim-Quiche

Zutaten für 4 Personen:
1 große Stange Porree (Lauch)
1 Packung Austernpilze
1 Schuss Magermilch
8 Eiklar und 2 ganze Eier
Salz, Pfeffer, 2 EL Currypulver
und 1 Chilischote

Das Backrohr bei Ober- und Unterhitze auf etwa 200°C vorheizen. Den Porree in dünne Ringe und die Austernpilze in mundgerechte Stücke schneiden. Beide Zutaten in eine Auflaufform geben. In einem Gefäß die ganzen Eier, die Eiklar, den Schuss Magermilch, Salz, Pfeffer, die bereits klein geschnittene Chilischote und das Currypulver mit einem Schneebesen gründlich verquirlen und über das Gemüse in der Auflaufform verteilen. Das ganze dann für ca. 25 Minuten backen, bis die Masse fest ist.

TiPP

Sie können bei der Auswahl der Gemüsesorten und der Gewürze beliebig variieren. Vermeiden Sie jedoch Gemüsesorten, die beim Backen viel Flüssigkeit verlieren (z.B. Tomaten). Verwenden Sie viele frische Kräuter, denn diese enthalten wertvolle Vitamine und Spurenelemente! Sehr gut eignen sich auch Sojasprossen oder Paprika.

Zubereitungszeit: ca. 30 Minuten
Nährwert pro Portion: 130 kcal / 4 g Fett / 15 g Eiweiß / 6 g Kohlenhydrate

INFO

Pilze und Porree sind sehr kalorienarm. Durch das Weglassen des Eigelbs reduzieren Sie Ihre Cholesterin- und Energiezufuhr. Eigelb enthält tierische Fette, speziell die Arachidonsäure, eine Omega-6-Fettsäure, die maßgeblich an Entzündungen in unserem Körper beteiligt ist. Doch nicht alle Omega-6-Fettsäuren sind schlecht. Das Verhältnis von Omega-3- zu Omega-6-Fettsäuren, die wir mit der Nahrung aufnehmen, liegt heutzutage bei etwa 1:50. Wünschenswert wäre ein Verhältnis von 1:5 bis 1:10.

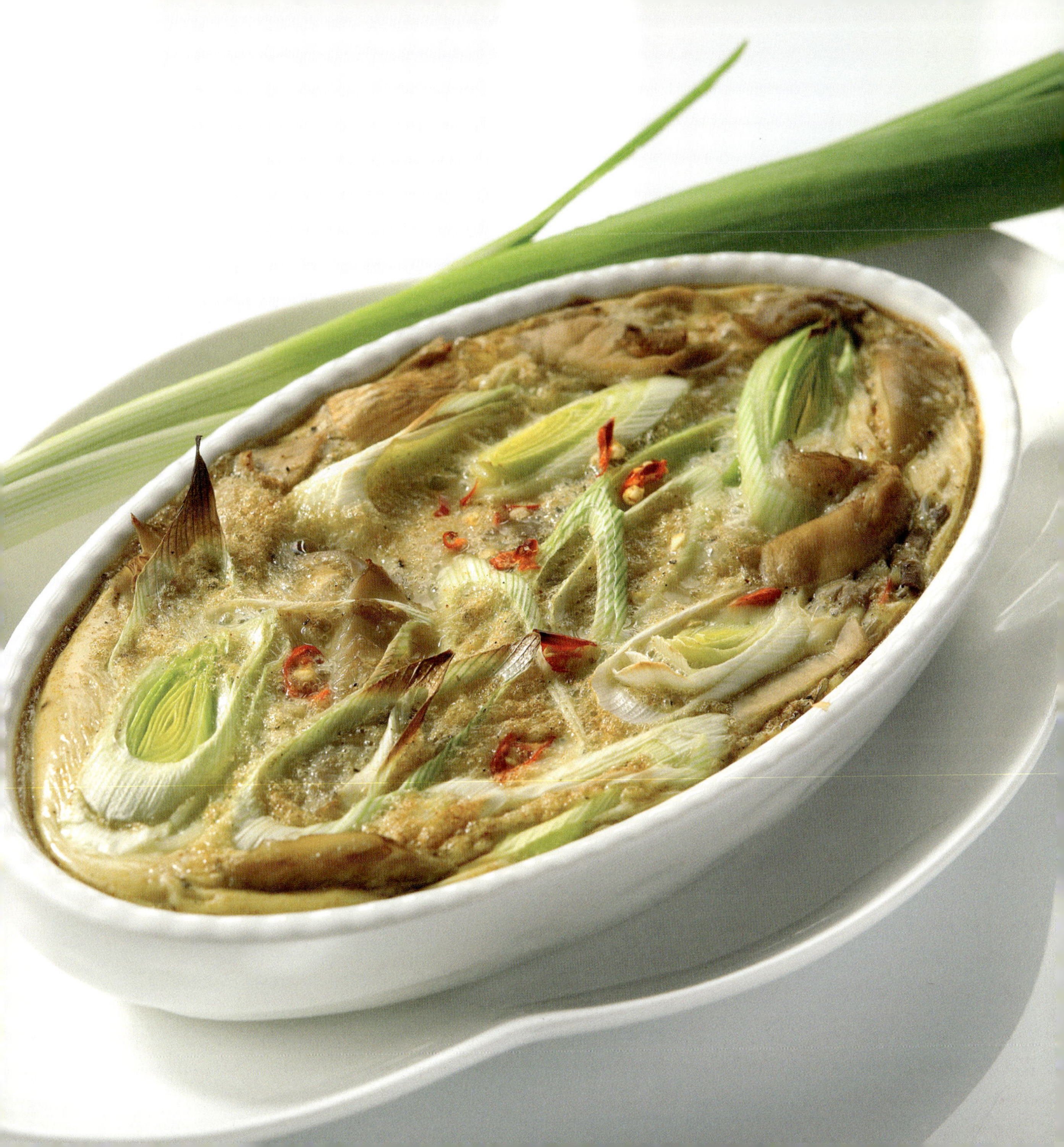

Die Fat-Burner-Suppe

Zutaten für 4 Personen:
1,5 l Wasser
4 Beutel Grüner Tee
2 Würfel Gemüsesuppe
4 EL Sojasauce
1 Stange Zitronengras
1 Stück Ingwer
500 g Shitake-Pilze
1 Packung Sojasprossen
1 Bund frischer Koriander
1 Chilischote

Das Wasser zum Kochen bringen und die Suppenwürfel darin auflösen. Anschließend die Teebeutel in der heißen, aber nicht mehr kochenden Suppe ziehen lassen. Die Sojasauce dazugeben.

Beim Zitronengras die Enden abschneiden und von den äußeren Schalen befreien. Der Länge nach in Späne schneiden. Ingwer schälen, in dünne Scheiben schneiden und beides in die Suppe geben. Shitake-Pilze waschen und halbieren. Der Suppe beimengen und ein paar Minuten leicht mitköcheln lassen. Jetzt die Sojasprossen in der Suppe einige Minuten ziehen lassen. Nicht mitkochen. Die Korianderblätter von den Stielen abzupfen und die Chilischote klein schneiden. Beides in die Suppe geben.

TiPP

Zusätzlich können Sie der Suppe Hühnerfleisch oder Garnelen beimengen.

Zubereitungszeit: ca. 30 Minuten
Nährwert pro Portion: 90 kcal / 3 g Fett / 4 g Eiweiß / 6 g Kohlenhydrate

INFO

Diese Suppe besteht aus Zutaten, von denen man weiß, dass sie den Fettstoffwechsel günstig beeinflussen. Speziell untersucht und ausgewählt sind Ingwer, Chili, Grüner Tee, Zitronengras und Koriander. Der regelmäßige Genuss des Shitake soll Beschwerden wie Magenleiden, Kopfschmerzen und Schwindelgefühle lindern. Auch bei Entzündungen, Tumoren, Diabetes, Bluthochdruck, Rheuma, Leberzirrhose und Arteriosklerose soll der Verzehr des Shitake laut TCM eine heilende Wirkung aufweisen.

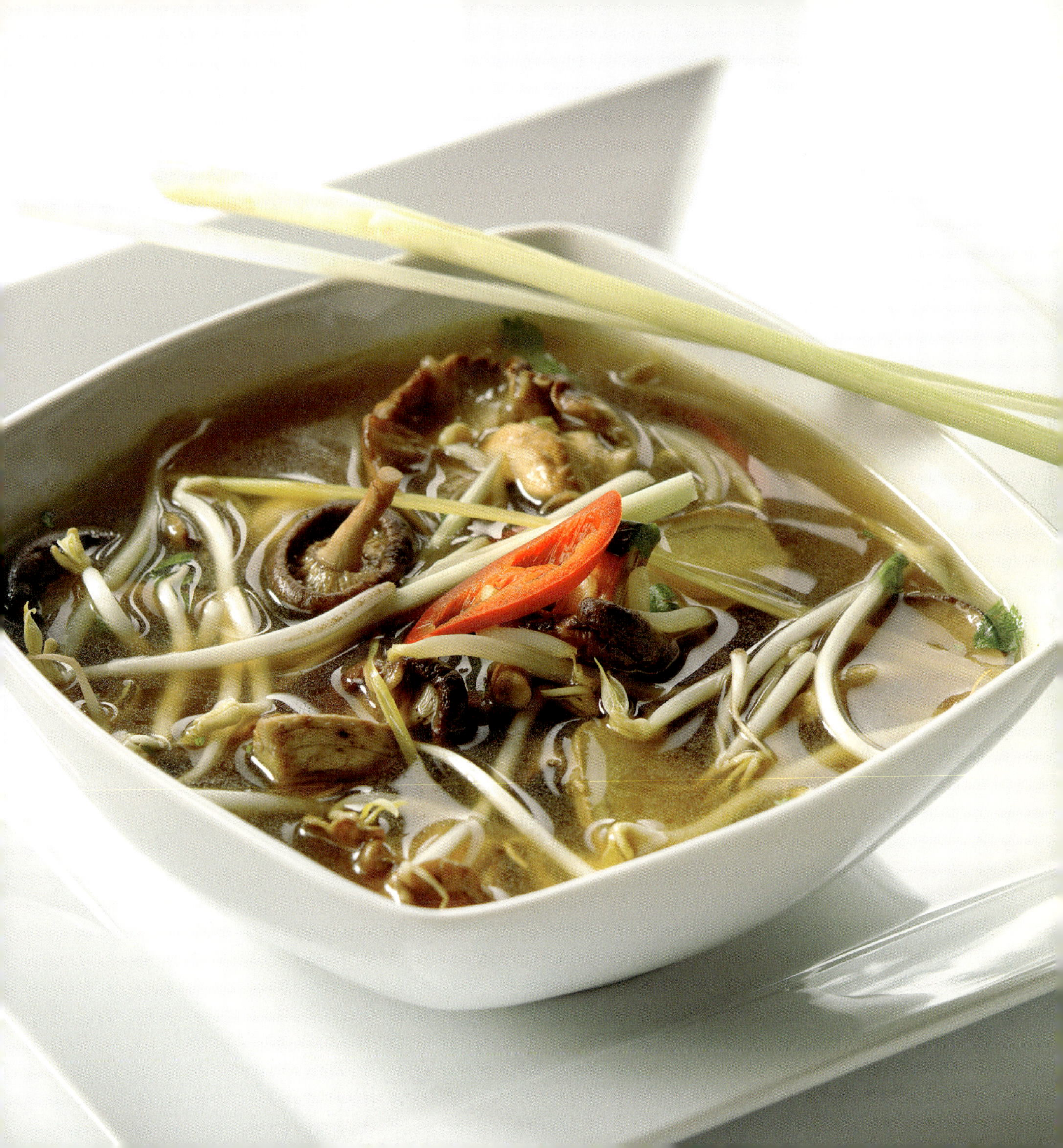

Vogerlsalat deluxe

Zutaten für 4 Personen:
1 Packung Vogerlsalat (Feldsalat)
200 g Flusskrebse
1 Packung Austernpilze
1 Dose Artischockenherzen in Wasser
6 Cocktailtomaten
1 Limette
1 Bund Dill
1 Grapefruit
Weißweinessig und Chiliöl
Salz

Austernpilze in kleine Stücke schneiden, mit etwas Chiliöl für 3 Minuten in einer beschichteten Pfanne anrösten und diese dann auskühlen lassen. Flusskrebse mit dem Saft einer Limette beträufeln und mit dem klein geschnittenen Dill vermengen. Cocktailtomaten halbieren, die Grapefruit filetieren, die Artischocken vierteln und den Salat waschen. Alle Zutaten miteinander vermengen und mit Salz und Weißweinessig abschmecken.

TiPP

Waschen Sie die Flusskrebse und legen Sie sie in die Limetten-Dill-Mischung ein. Dadurch verlieren sie ihren manchmal fischigen Beigeschmack. Die warmen Zutaten müssen abkühlen, sonst fällt der Vogerlsalat zusammen. Statt der Artischocken eignet sich auch Spargel, wenn dieser zur Verfügung steht. Als Ergänzung können Sie einen Löffel Forellenkaviar auf jede Portion geben, das rundet das Gericht wunderbar ab.

Zubereitungszeit: ca. 20 Minuten
Nährwert pro Portion: 125 kcal / 2 g Fett / 14 g Eiweiß / 9 g Kohlenhydrate

INFO

Zu Chili und Grapefruit gibt es Studien, die zeigen, dass beide Lebensmittel sich positiv auf den Fettstoffwechsel auswirken und so beim Abnehmen helfen können. Artischocken unterstützen die Verdauung und helfen der Leber bei der Entgiftung. Spargel wirkt harntreibend und kann so dabei helfen, überschüssig eingelagertes Wasser auszuscheiden.

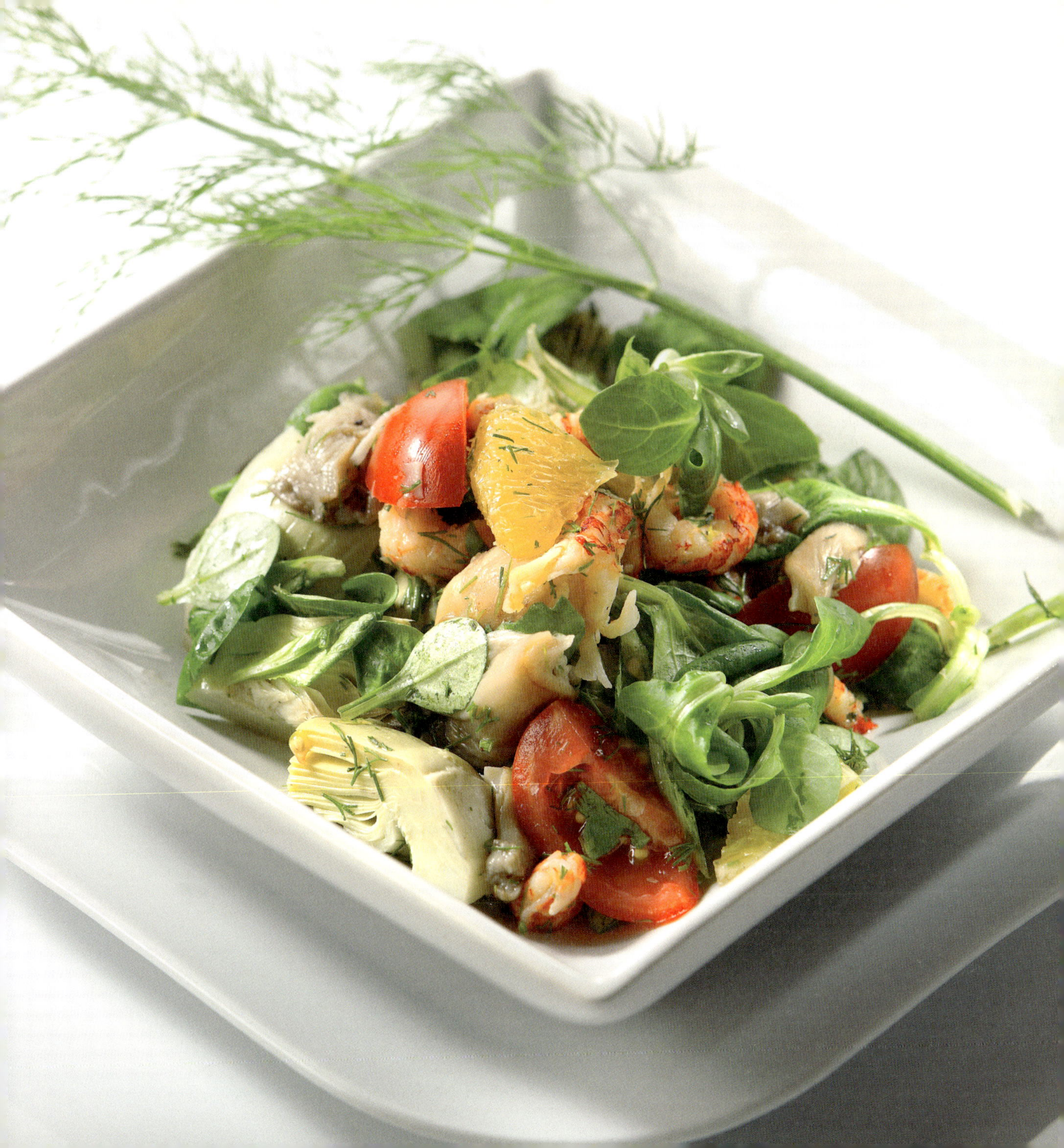

Der „beerenstarke" Obstsalat

Zutaten für 4 Personen:
1 Packung Heidelbeeren
1 Packung Himbeeren
1 Packung Ribisel (Johannisbeeren)
1 Packung Brombeeren
1 Orange
1 Bund Basilikum
1 Prise Zimt

Die Beeren und die Ribisel waschen, essfertig machen und in eine Schüssel geben. Den Saft einer Orange pressen, mit einer Prise Zimt gut verrühren und über das Obst gießen. Das Basilikum klein schneiden und über die Früchte streuen.

TiPP

Verwenden Sie überwiegend Obstsorten, die einen niedrigen Fruchtzuckergehalt haben. Die oben aufgelisteten eignen sich besonders gut, sind in ihrer Verfügbarkeit aber natürlich von der Saison abhängig. Als Alternative kommen unter anderem Grapefruit, Papaya oder Erdbeeren in Frage.

Zubereitungszeit: ca. 6 Minuten
Nährwert pro Portion: 60 kcal / 1,5 g Fett / 9 g Kohlenhydrate

INFO

Basilikum und Zimt stabilisieren Ihren Blutzuckerspiegel und verhindern so ungewollte Blutzuckerschwankungen und Heißhungerattacken.

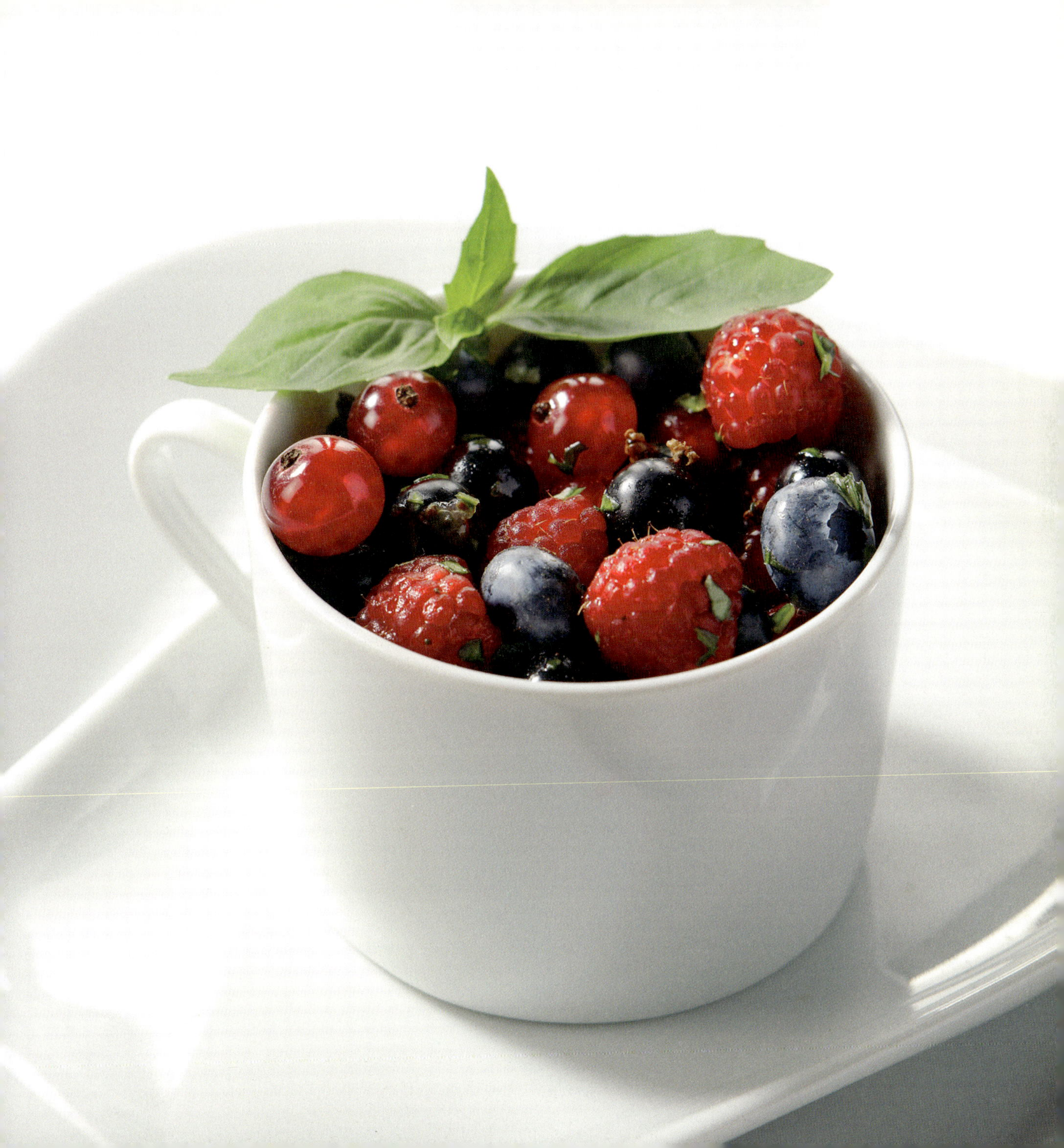

LOW-CARB-SNACKS für Zwischendurch

- Rohkoststreifen (z.B. Paprika, Gurke, Staudensellerie) mit einem Hüttenkäse-Curry-Dip
- Putenschinken-Hüttenkäse-Röllchen (siehe Jausenboxen)

10 Dinge, die ich gerne mitnehme – Just to take away

Die Zubereitung von „Jausenboxen" soll schnell gehen, einfach sein und vor allem zum Verzehr für unterwegs geeignet sein. Sie sind alle gesund und kalorienbewusst. Die ideale Alternative zur Leberkäse- und Wurstsemmel.

1. Eine Packung magerer Hüttenkäse mit frisch geschnittenem Schnittlauch und eine Tomate in Scheiben geschnitten.

2. Gemüsestreifen mit magerem Topfen-Curry-Dip (z.B. Karotten, Paprika, Gurke etc. in feine Streifen schneiden, für den Dip einen mageren, aber cremigen Topfen (Quark) verwenden, Currypulver und etwas Salz dazugeben und bei Bedarf mit einem halben TL Honig verfeinern).

3. Vollkorn-Dinkelbrot-Sandwich mit magerem Frischkäseaufstrich (0,2 % Fett) und frischer Kresse, dazu einen Apfel.

4. Obstsalat aus Ribiseln (Johannisbeeren), Heidelbeeren und Orangen. Dazu magerer cremiger Topfen (Quark) vermischt mit Leinsamen. Bei Bedarf 1/2 TL Ahornsirup.

5. Aufgekochtes Haferflockenmüsli mit klein gehackten Apfelstücken, Mandelsplittern und etwas cremigem Magertopfen.

6. Putenschinken-Gurken-Hüttenkäseröllchen (ein Blatt Bio-Putenschinken auslegen, etwas mageren Hüttenkäse darauf verteilen und in der Mitte einen Streifen Gurke legen, das Ganze dann zu einer Rolle formen).

7. Vollkorn-Roggenbrot-Sandwich mit etwas magerem Frischkäseaufstrich (0,2 % Fett), ein wenig Chili aus der Mühle, darauf ein paar Keimlinge verteilen und eine Scheibe Biotofu darauf legen (statt fettem Käse mal Tofu).

8. Soja-Eiweiß-Shake mit Früchten (250 ml fettarme Sojamilch, 2 gehäufte EL eines Eiweißkonzentrates, 1/2 Packung tiefgefrorene gemischte Früchte).

9. Halbe Honigmelone mit Hüttenkäse (nehmen Sie die Kerne aus der Melone und geben Sie in die Ausbuchtung den mageren Hüttenkäse, dann einfach Obst und Hüttenkäse gemeinsam löffeln).

10. Feigen-Schafkäse-Salat mit Balsamicoessig und wenigen Pinienkernen.

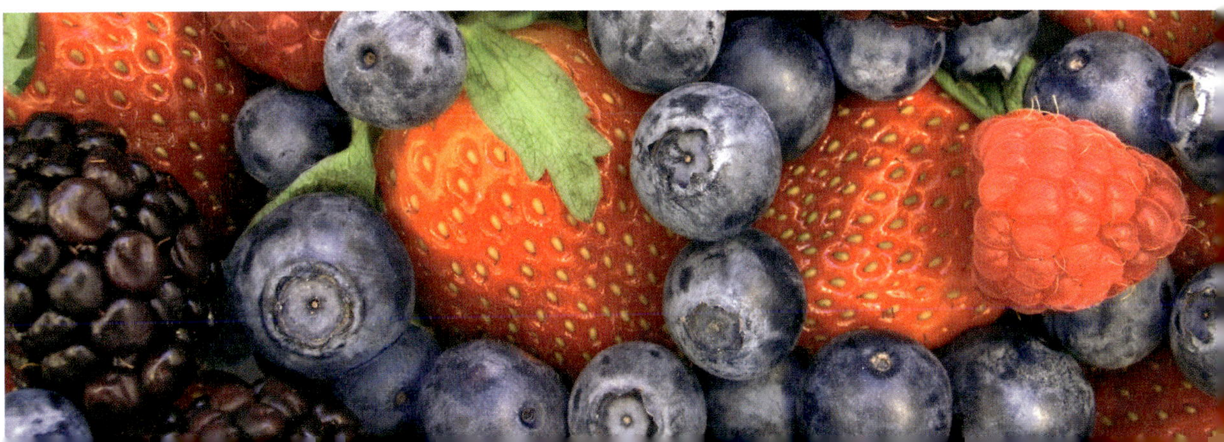

Trinken, trinken und noch einmal trinken

Jedes Mal, wenn ich die Frage nach der Trinkmenge eines Patienten stelle, kann ich schon am Ansatz der Mundwinkel erkennen, dass ich dessen Achillessehne erwischt habe. Wir alle trinken viel zu wenig. Und wir wissen es. Sowohl Leistungsfähigkeit als auch Stoffwechsel werden vehement geschwächt, sobald wir auch nur annähernd in den Bereich einer Unterversorgung mit Flüssigkeit kommen. Gesundheit, körperliche Fitness, das Aussehen der Haut und der Erfolg beim Abnehmen können dadurch massiv eingeschränkt werden. Lassen Sie das nicht zu!

TiPP

Trinken Sie, noch bevor Sie morgens das Haus verlassen, zwei 0,5-Liter-Gläser Wasser. So „ertrinken" Sie sich schon einen kleinen Vorsprung für den Tag. Stellen Sie dann Wasserflaschen an alle Ecken in Ihrer Lebensumgebung, damit Sie permanent ans Trinken erinnert werden. Für die Flüssigkeitszufuhr eignen sich alle zuckerfreien Getränke. Meine absoluten Favoriten sind Wasser und Grüner Tee.

INFO

Burner-Bonus Grüner Tee: Es gibt viele Studien, die die gesundheitlichen Wirkungen des Grünen Tees untersucht haben. Unter anderem konnten Wissenschaftler zeigen, dass der regelmäßige Konsum von Grünem Tee beim Abnehmen helfen kann. Probieren Sie es aus!

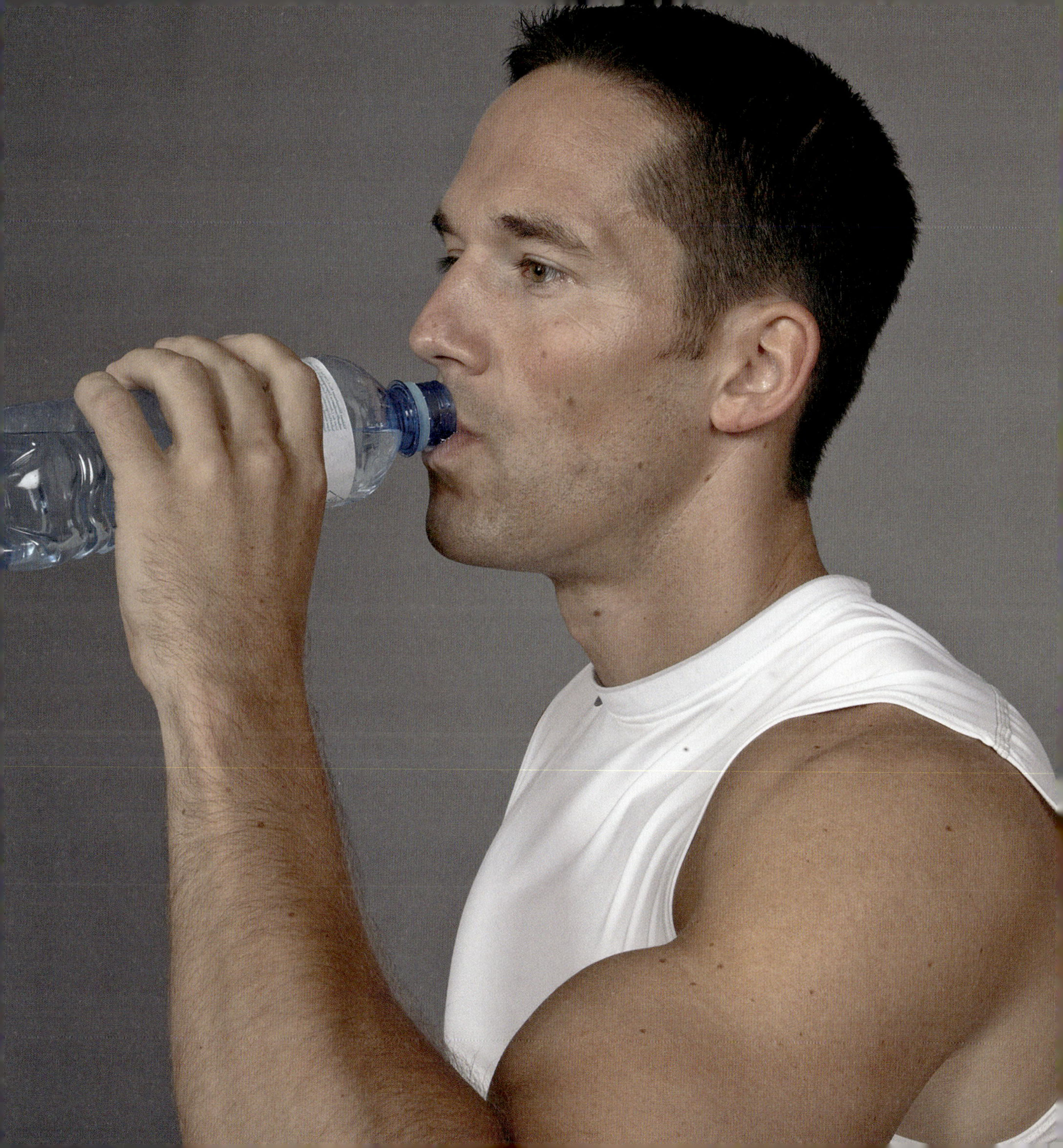

ZUSAMMENFASSUNG

Die vier Säulen der Gesundheit

Ein weises Sprichwort besagt: *„Es gibt tausende Krankheiten, aber nur eine einzige Gesundheit"*. Aus diesem Grund sollten wir diese pflegen und behüten, denn sie ist unser wertvollstes Gut.

Bei der Gesunderhaltung gibt es vier Bereiche, die in unmittelbarem Zusammenhang miteinander stehen und sich permanent gegenseitig beeinflussen. So wird tagtäglich über unsere Gesundheit und das Entstehen von Krankheiten entschieden. Zu diesen lebensnotwendigen Bereichen gehören die Ernährung, die körperliche Betätigung, die Versorgung mit Vitalstoffen und die regelrechte Funktion unseres Hormonsystems. Eines ist durch das andere beeinflussbar. Die Hormonausschüttung erfolgt auf ganz unterschiedliche Art und Weise, wenn wir etwas Gesundes und Leichtes zu uns nehmen und uns körperlich betätigen oder wenn wir etwas Fettes, Zuckerhaltiges zu uns nehmen und faul auf unserer Haut liegen. Lebenswichtig ist die Versorgung mit Vitaminen, Spurenelementen und Aminosäuren. Ohne sie gibt es kein Leben. Dies unterstreicht die Notwendigkeit, sich bewusst und gesund zu ernähren.

Unser Wohlbefinden und unsere Gesundheit stehen und fallen mit unserem Körpergewicht. Die Anzahl der übergewichtigen Menschen steigt von Jahr zu Jahr und damit auch die Folgeerkrankungen des Übergewichts. Die Menschen haben es verlernt sich zu bewegen, sich gesund zu ernähren, bewusst zu leben und das Leben auch zu genießen. Lassen Sie sich von mir an der Hand nehmen und auf den richtigen Weg führen. Auf den Weg zu einem glücklicheren, gesünderen und erfolgreicheren Leben. Einem neuen Lebensgefühl, das Sie lieben werden. Starten Sie mit mir gemeinsam in ein neues Leben. Sie werden sehen, es zahlt sich aus!

Tipps • Tipps • Tipps • Tipps • Tipps • Tipps • Tipps

1. Wenn Sie an Übergewicht leiden, häufig antriebslos oder chronisch müde sind und permanent frieren, dann lassen Sie ihre Schilddrüsenfunktion in einem Labor kontrollieren. Sie könnten an einer Unterfunktion leiden!
2. Selen und Zink können helfen, Ihre Schilddrüsenfunktion zu verbessern!
3. Studien beweisen: Wer regelmäßig frühstückt, senkt das Risiko übergewichtig zu werden!
4. Denken Sie daran: Gesunde Nahrung bedeutet nicht immer leichte Küche!
5. Hungern kann den Grundumsatz um bis zu 40 % reduzieren!
6. WHO 1948: „Gesundheit ist der Zustand völligen körperlichen, geistigen und sozialen Wohlbefindens und mehr als die Abwesenheit von Krankheit."
7. Isometrische Muskelspannungen von 30 % der Maximalkraft (entspricht Alltagsaktivitäten) reichen aus, um einem Abbau der Muskulatur entgegenzuwirken: 3 – 5 x täglich empfohlen.
8. Führen Sie Ihre Sportübungen immer sorgfältig, bewusst und korrekt aus!
9. Je effektiver Sie trainieren, desto weniger Zeitaufwand haben Sie.
10. Holen Sie sich durch Konsequenz ein schnelleres Ergebnis und damit mehr Erfolg!
11. Bei der Entlastung atmen Sie ein und bei der Anstrengung atmen Sie fest aus!
12. Achten Sie bei allen Übungen auf einen möglichst großen Bewegungsradius!
13. Ein gut trainierter Armstrecker (Musculus triceps) bewahrt Sie vor dem gefürchteten Hängen bzw. Schlackern (Sie wissen, was ich meine) Ihrer Oberarme. Beginnen Sie rechtzeitig damit. Wenn sie mal hängen, ist es zu spät.
14. Aller Anfang ist schwer – ich weiß. Vergessen Sie niemals: Ohne Schweiß kein Preis. Und Sie wollen doch den Preis?
15. Use it or loose it! Wenn Sie Ihre Muskeln nicht regelmäßig benützen, werden Sie sie verlieren. Der Organismus denkt praktisch und vernachlässigt alles, was er nicht braucht.
16. Ein Vitamin-B6- oder ein Chrommangel kann zu Störungen im Glukosestoffwechsel führen!

Menschen, die es geschafft haben

Frauen und Männer, die ihre Ziele erreicht haben. Sie sind heute andere Menschen, als ich kennenlernte. Erfolgsstorys aus dem wahren Leben. Diese vier haben es geschafft. Sie schaffen es auch!

Denise F., 24, aus Wien

Dr. Christian Matthai und ich haben uns am 11. Juni 2007 das erste Mal getroffen, um gemeinsam in mein neues Leben zu starten. Das Ausgangsgewicht betrug 130,2 kg. Bereits in den ersten Wochen konnten wir das Gewicht deutlich reduzieren. Der Grund dafür war die Ernährungsumstellung und das abgestimmte Trainingsprogramm, das für mich nach etwa 3 Monaten auch gar kein „Programm" mehr war, sondern mein Leben. Im September haben wir es bereits in den zweistelligen Gewichtsbereich geschafft. Nach regelmäßigen Trainingsanpassungen und Kontrollen verliere ich bis heute kontinuierlich Gewicht. Ich habe in gut 5 Monaten 45 kg abgenommen. Diese Leistung hätte ich alleine nie zustande gebracht. Ich habe schon viele „Diäten" hinter mir, wobei es sich dieses Mal nicht um eine Diät handelt, sondern um eine Lebenseinstellung, die einen rundum glücklicher, zufriedener, positiver und natürlich auch gesünder macht.

Stephan B., 33, aus Wien

Mit der Hilfe von Dr. Christian Matthai habe ich in einem halben Jahr ca. 12 kg verloren. Es war nicht schwer, hat ein wenig Disziplin erfordert, aber unter dem Strich esse ich mehr als je zuvor. Wie haben wir das gemacht? Spulen wir die Zeit um ca. 13 Jahre zurück. Mit zwanzig Jahren wog ich ca. 73 Kilo. Mit der Zeit wuchs mein Gewicht auf fast 85 Kilo. Das ging so schleppend, dass es weder mir noch meiner Umwelt auffiel. Keiner hätte mich als dick bezeichnet.

Vielleicht „nicht mehr so sportlich wie früher". Ich hab damals sogar gedacht, ich ernähre mich gesund. Bei einem Vortrag habe ich dann Dr. Matthai kennengelernt, der mich schnell in seinem Bann gezogen hat. Meine Ausrede, dass die überflüssigen Kilos Teil des Alterungsprozesses sind, habe ich als solche schnell erkennen müssen. Wir haben uns mehrmals zusammengesetzt und sind meine Ernährungsprotokolle durchgegangen. Was mir am meisten geholfen hat, war jedoch das gemeinsame Einkaufen.

In unserer Zusammenarbeit habe ich einiges gelernt: Dass manche, scheinbar gesunde Dinge sogar kontraproduktiv sind. Und umgekehrt. Dass man sich selbst austricksen muss. Dass man sogar hin und wieder sündigen darf. Dass schlank sein nichts mit Verzicht, sondern mit Bewusstsein zu tun hat.

Dr. Matthais Methode ist so einfach wie genial, zu vergleichen mit dem Erlernen einer Sprache. Hat man mal das System begriffen, ist es eigentlich simpel. Nur dran bleiben muss man, sonst verlernt man wieder alles. Und funktioniert hat es bei mir auch. Vor wenigen Wochen war ich wieder bei 73 Kilo!

***Katharina G., 30, aus Klagenfurt** (Auszug aus einem Brief einer Patientin)*
... Dr. Matthai erklärte mir wie, wann und warum ich was essen soll, darf und kann und wann, was nicht und so weiter. Seine Erklärungen waren präzise, verständlich und fundiert ... Einer der springenden Punkte ist Sport! Ich dachte immer, dass ich ja eh sooo brav sei. Dr. Matthais Anforderungen an mich sind aber ziemlich genau doppelt so hoch, wie das von mir momentan Geleistete. Ich muss also ab jetzt ein Essensprotokoll führen und wirklich viel Sport betreiben. Er sagt, was zu tun ist und ich versuche mein Bestes zu geben.

Die ersten zwei Wochen scheinen nicht so schwer, denn mit den neuen Essensregeln und mehr Sport erreiche ich eher mühelos mein Wochenziel und übertreffe es sogar. Mehrere Wochen vergehen und ich bin eigentlich konsequent erfolgreich beim Verlust von Gewicht, sogar über die Weihnachtsfeiertage ... Wie in jedem Projekt gibt es aber auch hier nicht immer nur Erfolg. Nach ca. 10 Wochen und 10 kg weniger habe ich in meinem Leben mehr Stress, als ich es lange hatte. Wie immer, wenn ich Stress habe, scheint mein Körper nichts hergeben zu wollen und zu können. Resultat ist, dass ich über fast vier Wochen viel weniger Gewicht verliere als zuvor. Ich ernähre mich fast perfekt und betreibe mehr Sport als in den letzten 10 Jahren und trotzdem wenig Erfolg ...

Der Stress vergeht und ich kann mich wieder besser auf unser Projekt konzentrieren ... Ich bin jetzt kritischer zu meinem Körper, als ich es je war, doch gleichzeitig fühlt er sich besser an, als ich es erwartet hätte. Einfach ein gutes Gefühl, mich wieder gut bewegen zu können und einfach so mal schnell wohin zu laufen, ohne gleich dem Tod nahe zu sein. Mein Körper fühlt sich wieder straff und trainiert an. Einfach gut ...

Michael B., 28, aus Wien

Dr. Matthai hat mich ein halbes Jahr lang auf dem Weg zu weniger Gewicht begleitet. Wir haben uns durchschnittlich einmal in der Woche getroffen. Bei diesen Treffen wurden die Probleme, Fragen und Erfolge der vergangenen Woche besprochen. Bei einer Anfangsuntersuchung wurde festgestellt, dass ich, wie zu erwarten war, sehr schlechte Blutwerte hatte. Dies war bei meiner damaligen Ernährung und der Tatsache, dass ich zu diesem Zeitpunkt 120 kg bei 181 cm Körpergröße hatte, zu erwarten. Mein damaliges Gewicht war aufgrund schlechter Ernährung und der Tatsache, dass ich viel zu spät abends gegessen hatte, entstanden. Das Faktum, dass ich nach acht Jahren das Rauchen aufgegeben hatte, war hier nur nebensächlich.

Zu Beginn musste ich mich an die Tatsache gewöhnen, dass ich alles, was ich gegessen habe, aufschreiben sollte. Das war anfänglich etwas mühsam, jedoch konnten nur auf diesem Weg die Problempunkte in meiner Ernährung gefunden werden. Bei unseren Treffen wurde dann die von mir erstellte Liste der vergangenen Woche besprochen. Auf diesem Weg wurde meine Ernährung umgestellt. Weiters haben wir zusammen eine Wochen-To-Do-Liste erstellt, die sich auch auf sportliche Aktivitäten bezog.

Durchschnittlich konnte ich mein Gewicht um ein Kilogramm pro Woche reduzieren. Dr. Matthai meinte damals, dass dies der perfekte Wert sei, da es auf diesem Weg zu keinem „Jojo-Effekt“ kommen werde. An dieser Stelle sei erwähnt, dass wir, um den oben genannten „Jojo-Effekt“ zu vermeiden, nicht „päpstlicher als der Papst“ waren. Somit kann man sagen, dass eine „Sünde“ (Verstoß gegen die Ernährungsvorschriften) planmäßig vorgesehen war. Auf diesem Weg hatte ich nie das Gefühl, dass ich auf etwas verzichten muss.

Trotz dieser einen erlaubten „Sünde“ war die Anfangszeit nicht einfach. Ich musste meine Ernährung komplett umstellen und somit auch mein Leben. Sport musste eingeplant werden und nicht nur die Art der Ernährung, sondern auch der Zeitpunkt des Essens wurden verändert. Alles in allem habe ich in Summe 30 kg abgenommen …

life supplements

fruit punch – eine einzigartige Kombination

Nachdem ich weiß, dass Mangosteen, Gojibeeren und Acai nicht täglich auf Ihrem Speiseplan stehen werden und dies auch nicht können, ich Ihnen aber aus vollster Überzeugung die gesundheitlichen Wirkungen dieser Lebensmittel nicht vorenthalten möchte, habe ich sie in Form von Extrakten in einem „Fruit Punch" gemixt. Nützen Sie das vielversprechende Potenzial dieser bislang noch wenig bekannten Lebensmittel für den Erhalt Ihrer Gesundheit. Ich tue es auch!

Medizinische Studien und Untersuchungsergebnisse zeigen positive Wirkungen der drei Substanzen in den Bereichen:

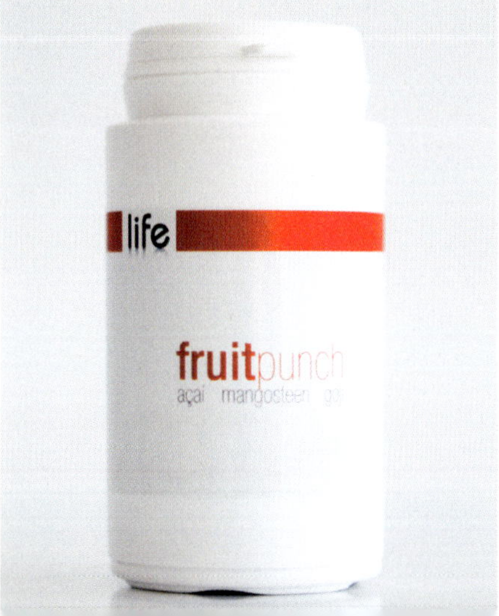

- Vorsorge gegen Krebserkrankungen
- als Entzündungshemmer
- zur Unterstützung des Immunsystems
- als hochpotente Antioxidantien für den Erhalt unserer Gesundheit
- als Energielieferant
- zur Unterstützung beim Abnehmen

Mit 3 x 1 Kapsel pro Tag kann der „Fruit Punch" Ihre Vitalität und Ihr Wohlbefinden sichtbar und spürbar verbessern.

d-unit – geballte Detoxpower

Wenn Sie sich überfordert, dauernd belastet und chronisch müde fühlen, sollten Sie auf die Unterstützung gewisser Substanzen auf keinen Fall verzichten. Da man aber manche Lebensmittel oder deren Inhaltsstoffe nicht täglich zuführt, habe ich für Sie „D-Unit" kreiert. „D-Unit" besteht aus Extrakten der Artischocke, des Granatapfels und Betain, einem ausgesprochen wertvollen Inhaltsstoff der Roten Rübe. Dieses Nahrungsergänzungsmittel verfügt über ein besonders hohes Detox-Potenzial. Es hilft der Leber und den Nieren beim Entgiften und unterstützt durch seine ausgeprägte antioxidative Kapazität zusätzlich das Immunsystem.

Medizinische Studien und Untersuchungsergebnisse zeigen positive Wirkungen der drei Substanzen in den Bereichen:

- Schutz der Leber
- Vorsorge gegen Krebserkrankungen
- Senkung des Cholesterinspiegels
- Regulation des Magen-Darm-Traktes
- Erhöhung der antioxidativen Kapazität
- gegen Entzündungen
- Schutz vor Umweltgiften
- Schutz vor Herz-Kreislauf-Erkrankungen
- Gewichtsregulation
- Verbesserung der Insulinsensitivität

Mit 3 x 1 Kapsel pro Tag kann „D-Unit" Ihnen beim Erhalt Ihrer Gesundheit helfen und Sie beim Entgiften unterstützen.

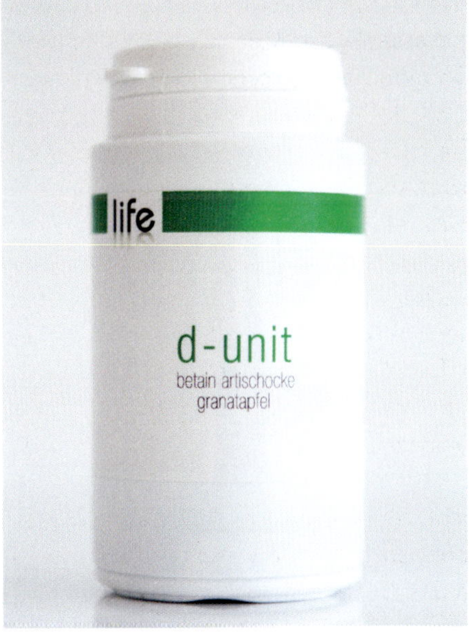

change – es ist Zeit für Veränderung

Sie fühlen sich träge, unwohl und möchten schon lange abnehmen? Gewicht zu verlieren ist nicht einfach. Die richtige Ernährung und regelmäßige körperliche Betätigung stellen die Grundvoraussetzungen für das Erreichen der Wunschfigur dar. Trotz des Wissens um die Wichtigkeit des richtigen Lebensstils sieht die Praxis meistens ganz anders aus. Aus diesem Grund können wir Unterstützung gut gebrauchen. „Change" besteht aus Extrakten der Grapefruit, des Grüntees und der Hydroxyzitronensäure (HCA) aus der indischen Gewürzpflanze Garcinia Cambogia. Diese 3 Komponenten verfügen über besonders effektive Eigenschaften in Bezug auf unseren Fettstoffwechsel, das Appetitverhalten und unsere Gesundheit.

Studien und Untersuchungsergebnisse geben Hinweise auf unterstützende Wirkungen der drei Substanzen in den Bereichen:

- Gewichtsmanagement
- Insulinstoffwechsel
- Blutfette und Cholesterinspiegel
- Appetitregulation
- Erhöhung der antioxidativen Kapazität
- Reduktion des BMI
- Abnahme des Bauchfetts
- Generelle Gewichtsabnahme

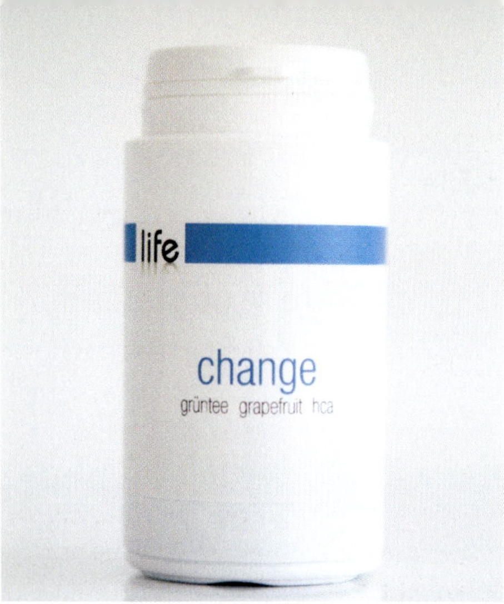

Einnahmeschema: 1 x 3 Kapseln vor der größten Tagesmahlzeit. „Change" kann Ihnen dabei helfen, Gewicht zu verlieren und sich wohler zu fühlen.

b-happy – macht Ihre Tage stimmungsvoller

Das prämenstruelle Syndrom (PMS) belastet viele Frauen in den Tagen vor der Menstruation. PMS kann mit verschiedenen Symptomen einhergehen und äußert sich häufig in Form von Stimmungsschwankungen, Wassereinlagerungen, Heißhunger auf Süßes und einem generellen Unwohlsein. Die genaue Ursache für die Beschwerden konnte bis jetzt noch nicht geklärt werden. Zurzeit stehen uns verschiedene hormonelle und auch hormonfreie Therapieansätze zur Verfügung.

„B-happy" besteht aus Safranextrakt, Vitamin B6 und der Aminosäure L-Tyrosin. Diese 3 Komponenten verfügen über besondere Eigenschaften, um bei prämenstruellen Beschwerden und generellen Stimmungsschwankungen Besserung zu bringen. Studien und Untersuchungsergebnisse geben Hinweise auf unterstützende Wirkungen der drei Substanzen bei:

- Depressiver Verstimmung
- Gereiztheit
- Abgeschlagenheit
- Beschwerden im Rahmen der Menstruation

Mit 3 x 1 Kapsel über den Tag verteilt kann sich „B-happy"positiv auf die Stimmungslage auswirken und dabei helfen, prämenstruelle Beschwerden zu lindern.

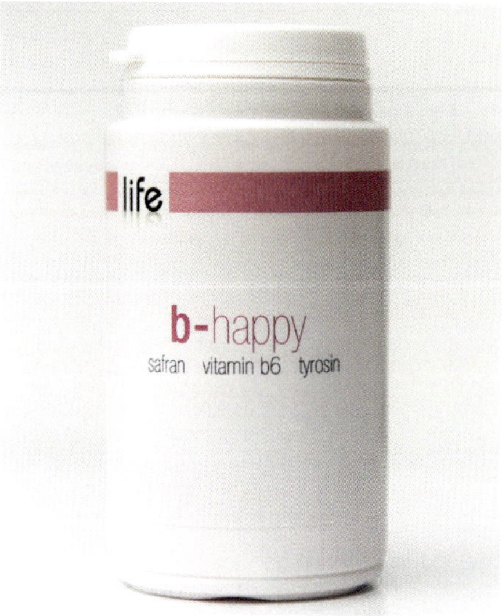

INFO

Alle Produkte erhältlich in der Praxis Dr. Matthai, unter www.pharmatan.at oder bestellbar in allen Apotheken.

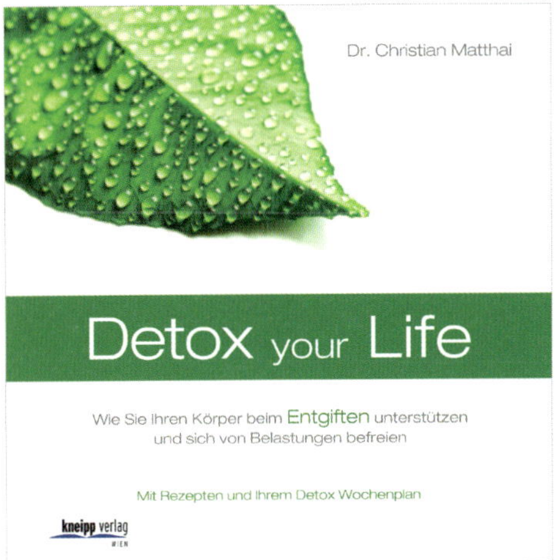

Dr. Christian Matthai

Detox your Life

Wie Sie Ihren Körper beim Entgiften unterstützen und sich von Belastungen befreien

144 Seiten, farbig, Taschenbuch
ISBN 978-3-7088-0526-9
EUR 14,95

Mit dem Thema „Detox" bzw. „Entgiften" hat Lifestylemediziner Dr. Christian Matthai den Zeitgeist perfekt getroffen. Deshalb gibt es seinen Spitzentitel nun als Taschenbuch. Das Buch zeigt, wie man seinen Körper beim Entgiften unterstützen kann und welche Nahrungsmittel die besten Detox-Waffen gegen freie Radikale sind. Ergänzt wird das Buch durch wertvolle Tipps, kulinarische Detox-Rezepte und einen Detox-Wochenplan.

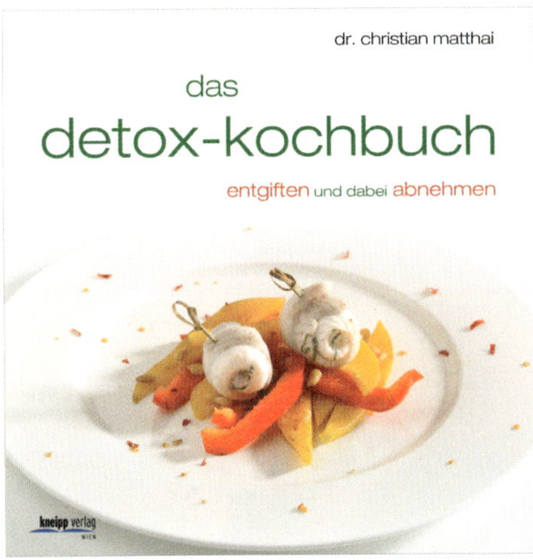

Dr. Christian Matthai

Das Detox-Kochbuch

144 Seiten, farbig, Hardcover
ISBN 978-3-7088-0510-8
EUR 19,95

„Detox" liegt voll im Trend und bedeutet „Entgiften". Welche Lebensmittel dabei helfen können, hat der Lifestyle-Mediziner Dr. Christian Matthai bereits in seinem Buch „Detox your Life" beschrieben. In seinem Detox-Kochbuch präsentiert er mehr als 60 ausgefallene, aber einfach zuzubereitende Rezepte, die nicht nur beim Entgiften, sondern auch beim Abnehmen helfen.

ganzheitlich – wissenschaftlich fundiert – offen für neues

Im Rahmen seiner Facharztausbildung an der Abteilung für gynäkologische Endokrinologie und Reproduktionsmedizin des Wiener AKH beschäftigte sich Dr. Christian Matthai intensiv mit der Lehre der Hormone und allen damit zusammenhängenden Krankheitsbildern und Therapiemöglichkeiten. Neben diesem Spezialgebiet gehören die Ernährungs-, die Sport- und die Vitalstoffmedizin heute zu den Expertisen des Mediziners.

Aus der festen Überzeugung, dass die Bereiche Hormone, Ernährung, Bewegung und Vitalstoffe einerseits für uns lebenswichtig sind und sich andererseits gegenseitig beeinflussen, betreut Dr. Matthai alle seine Patientinnen und Patienten immer ganzheitlich und umfassend aus einer Hand.

In seiner eigenen Praxis steht er als Frauenarzt, als Ernährungsexperte für Menschen, die abnehmen und sich gesund ernähren wollen, sportmedizinisch als Personal Trainer und als Experte für Vitalstoffmedizin, wenn es um die Ergänzung von Vitaminen und Spurenelementen geht, gerne zur Verfügung. Der Tätigkeitsbereich von Dr. Christian Matthai umfasst die Gebiete Lifestyle- und Präventionsmedizin, Well-Aging, Hormonstörungen und allgemeine Gynäkologie inklusive Kinderwunsch, Ernährung, Sport und Nahrungsergänzungsmittel.

Dr. Christian Matthai
Obkirchergasse 43/6
A-1190 Wien
tel. +43 (0)1 925 47 51
office@matthai.at
www.matthai.at